Neues aus der Ted-Galerie

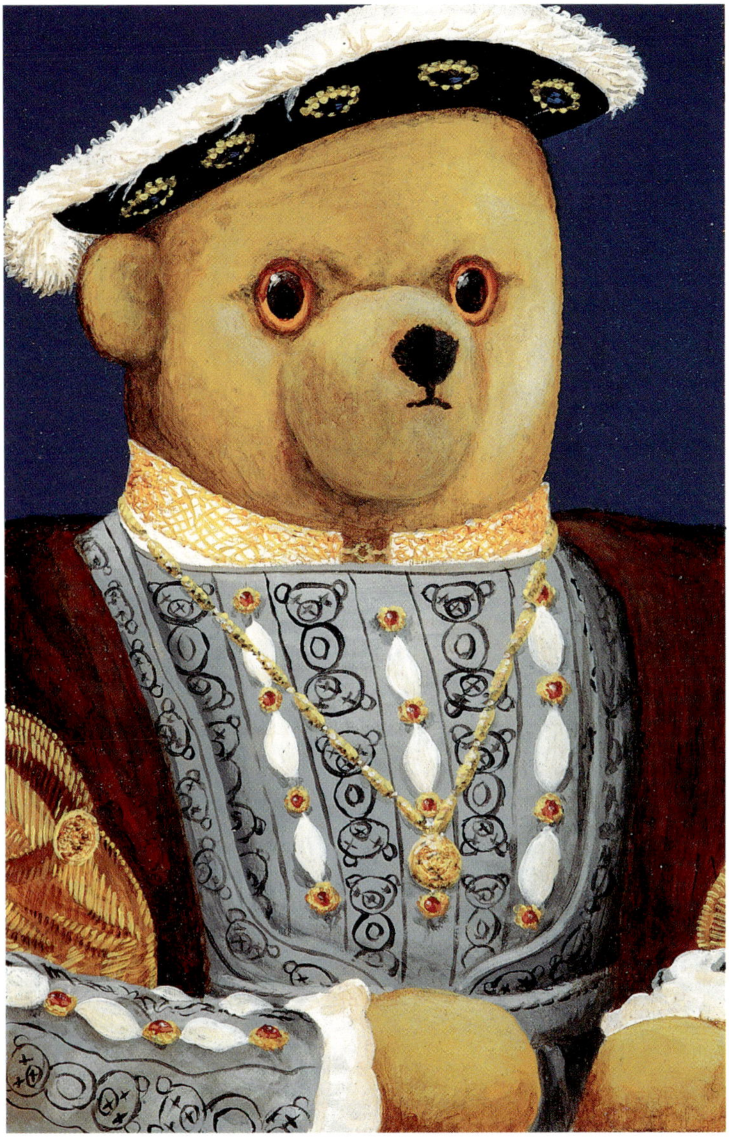

Auch
für Diana,
wie alles...

Volker Brummig

Neues aus der Ted-Galerie

Eine Weltkunstgeschichte in Plüsch, Teil 2

DUMONT

DIE VENUS VON WALLERSDORF, *um 18 000 v. Chr.*

Während in der Graphik bzw. Malerei der europäischen Jungsteinzeit, wie sie uns in Form der berühmten Höhlenbilder überliefert wurde, tierische Motive bei weitem überwiegen, scheint in der Plastik die Darstellung des Teddys zu dominieren. Aus der Zeit des Peaurignacien (etwa 40 000–10 000 v. Chr.) stammt die »Venus von Wallersdorf«, benannt nach ihrem Fundort, heute eines der Prunkstükke des Wiener Plüschtorischen Museums. Lange Zeit galt diese kleine Plastik in ihrer überraschenden Realistik als Leitform der gesamten Epoche. Nachdem man jedoch in anderen Teilen Europas weitere sogenannte »Venusstatuetten« gefunden hatte, mußte diese Einschätzung aufgegeben werden. Heute wissen wir, daß eine große Vielfalt an Formen und Stilen bestand.

Als Material der durchweg sehr kleinformatigen paläolithischen Plastik dienten Stein, Ton und Elfenbein. Es entstanden zumeist Statuetten von weiblichen Teddys, so daß man davon ausgehen kann, Elementen eines Kuschligkeitskultes gegenüberzustehen. Dafür spricht auch, daß Attribute der Weichheit, gewissermaßen der Gemütlichkeit, stark betont sind. Bei der Venus von Wallersdorf lädt alles zum Liebhaben ein: der großzügig modellierte Schmerbauch, die rundliche Kopfpartie, das ausladende Hinterteil. Im Gesicht ist deutlich ein Lächeln auszumachen. Wengleich die Plüschstruktur lediglich stilisiert dargeboten wird – suggeriert durch kleine Dellen, welche der Künstler mit einem spitzen Instrument in den noch weichen Ton drückte – überträgt sich doch ein starker Eindruck von Flauschigkeit.

In der Vorgeschichte sowie bei den frühen Hochkulturen stößt man oft auf Kunstwerke, welche die weibliche Kuschligkeit thematisieren. Wir sprechen in diesem Zusammenhang von der »Großen Teddymutter«, der »Magna Mater Teddorum«.

DIE VENUS VON WALLERSDORF
um 18 000 v. Chr.
oberflächenmanipulierter Kunstton
11,7 x 7,4 x 4,7 cm
Wien: Plüschtorisches Museum

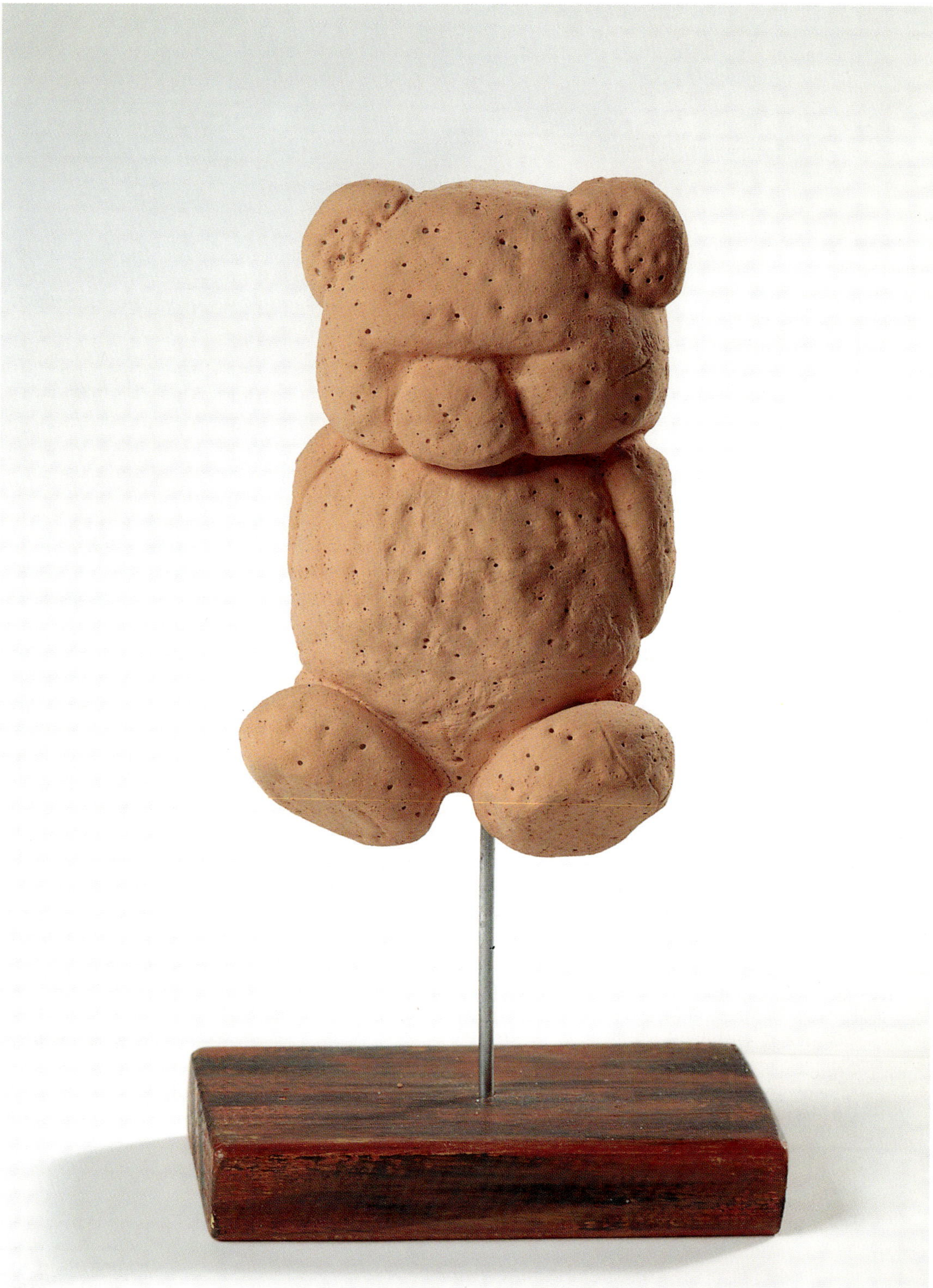

TEIL DES SOGENANNTEN DIONYSUESSFRIESES

Der Brief, vor 79

Eine junge Teddydame lauscht andächtig einem nackten Bärenbuben, der von einem Bogen Pergament abliest. Ist es ein Gedicht, welches die Seele des Bärenmädchens erfreut und sie fein lächeln läßt? Ist es ein Brief vom Verlobten, etwa Dinge die bevorstehende Hochzeit betreffend? Links steht eine ältere Teddyfrau, deren Antlitz durchaus Skepsis verrät, nach rechts entfernt sich eine Dienerin mit einem Glas auf einem Tablett; sie schaut versonnen ins Leere. Vielleicht würde sie auch gern einer solchen Lesung lauschen?

Eine Alltagsszene aus römischer Zeit, eine Episode mitten aus dem Leben – eines Lebens, das am 24. August des Jahres 79 jäh zu Ende ging. Der völlig unerwartete Ausbruch des Vulkans Vesuv zerstörte binnen kurzem die blühenden Städte Poohpeji und Baerculaneum und tötete sämtliche Bewohner. Erst Anfang des 18. Jahrhunderts wurden die Zeugnisse dieses Dramas wiederentdeckt.

Die römische Kunst, im wesentlichen als Synthese aus etruskischer und griechischer Kunst betrachtet, gelangte erst spät zu Originalität. Als typisch römische Kunst gilt dabei die Malerei, insbesondere die Portraitmalerei. Ohne das erst in der Renaissance quasi-wissenschaftlich entwikkelte Repertoire der naturalistischen Wiedergabe gelangten Bildnisse aus jener Zeit zu erstaunlicher Wirklichkeitstreue. All das, was »Die Lesung« wie eine Momentaufnahme wirken läßt, ist allein beobachtet und nicht nach fixierten Richtlinien konstruiert.

Der Dionysuessfries ist eine gemalte Wanddekoration aus einer Villa, die den Notnamen »Villa der Mysterien« erhielt. Zum Schmuck des Raumes wurden in diesem Fall architektonische Zitate aufgebracht, wobei man sich jedoch nicht um den Anschein echter Simse, Lisenen oder Pilaster bemühte. Lediglich der gemalte Marmorstreifen wirkt realistisch. Ziel war eine Belebung und Verschönerung der oftmals recht dunklen Interieurs römischer Häuser.

TEIL DES SOGENANNTEN DIONYSUESSFRIESES AUS DER VILLA DER MYSTERIEN IN POOPEJI
Der Brief, auch genannt: *Die Lesung*
vor 79
Tempera auf Weichfaserplatte, Motivmaß 21 x 31 cm
Neapelz: Archäologisches Museum

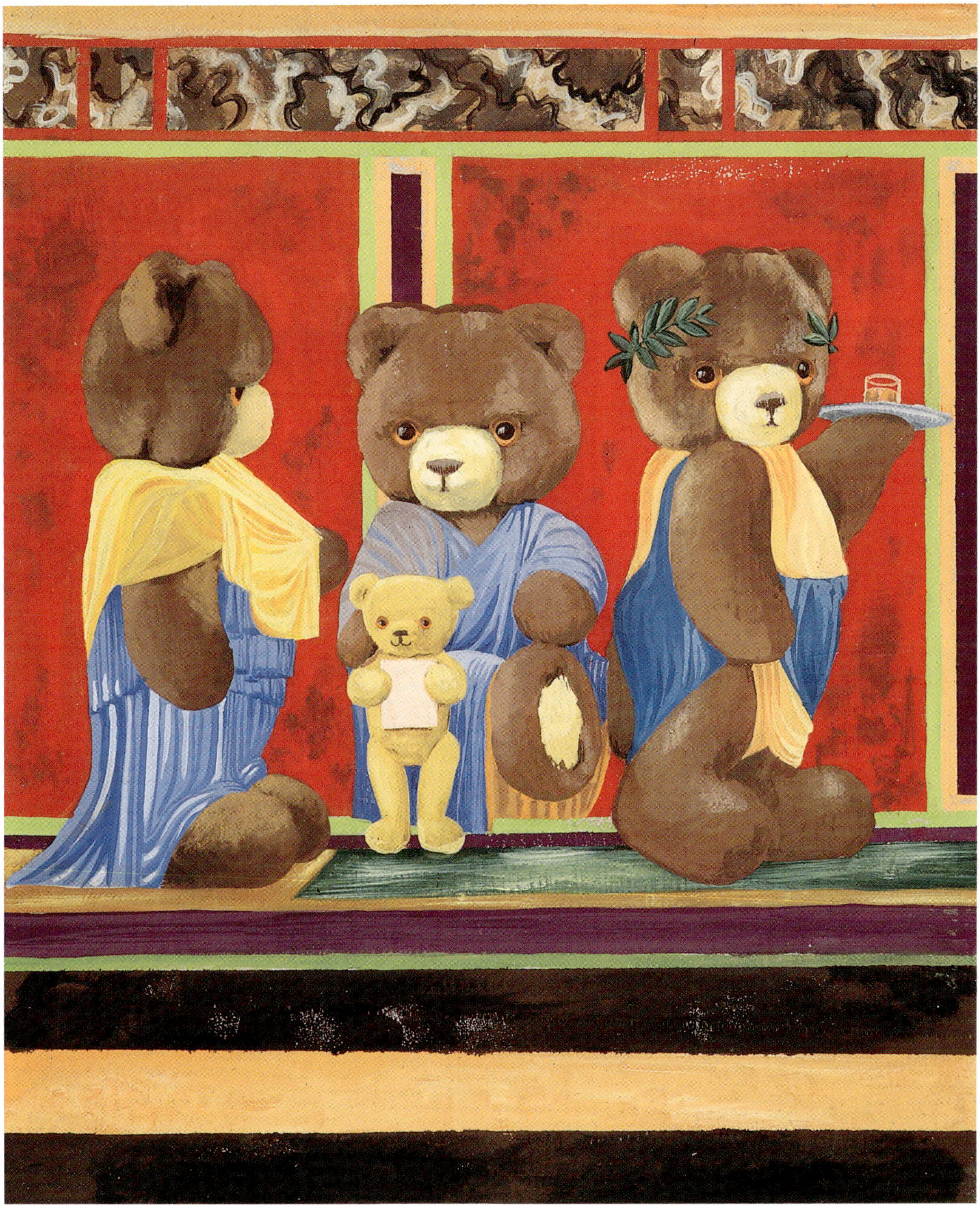

PORTRAIT *Johanns des Haarigen (Jehan l'Hirsute), König von Frankreich, um 1360*

Dieses Bild ist das älteste europäische Einzelportrait der Neuzeit. Es zeigt den französischen König Johann II., genannt der Haarige, vier Jahre vor dessen Tod und entstand vermutlich in Burgund.

Es ist ein Bild, das den Charakter des Übergangs aufweist. Deutlich ist zu vermerken, daß die politische Kunst – hier ein Bild, das der Verherrlichung eines Monarchen dient – direkt aus der religiösen Kunst entstand. Noch ist das Portrait auf einen Grund aus hauchfeinem Blattgold aufgebracht, ein Merkmal mittelalterlicher Heiligenbilder. Dargestellt ist jedoch ein Irdischer, und der anonyme Maler bemüht sich durchaus um Authentizität. Diese Konzentration auf das Sichtbare, auf das Diesseitige, ist für die damalige Zeit etwas Besonderes, das man nur dem höchsten Herrscher widmete. Das Mittelalter ist geprägt dadurch, daß sich die Teddys allein auf das Jenseits vorbereiteten, wo sich das wahre Dasein abspielen sollte. Die Beschäftigung mit der Realität galt als eitel und unnütz.

So ist denn dieses Bildnis Ausdruck besonderer Wertschätzung eines beliebten Königs. Geradezu liebevoll arbeitet der Portraitist die Charakteristika Johanns heraus: den rundlichen Schädel, die spitze Schnauze, die leicht hervorquellenden Augen und das zottelige Fell (woher der Beinname rührt). Allenthalben zu spüren ist des Malers Bemühen um die Illusion der Plastizität.

Es ist anzunehmen, daß der König für dieses Bild bzw. für eine Studie Modell saß, anders hätte man solch individuelle Züge kaum einfangen können. Damit gewährte er dem Maler (vermutlich Girard d'Oursléans, gestorben 1361) ein großes Privileg und dem Betrachter die Andeutung von Nähe. Um jedoch zu große Intimität zu verhindern, werden Name und Rang in das Werk integriert, auf daß jeder, der lesen kann, wisse, mit wem man es zu tun habe.

Die Wiedergabe im Profil folgt der Tradition antiker Herrscherportraits, das heißt einer Darstellungsform, welche schon sehr früh auf Münzen auftauchte.

PORTRAIT JOHANNS DES HAARIGEN (JEHAN L'HIRSUTE), KÖNIG VON FRANKREICH; um 1360
Tempera, Öl und Kunstharzlack auf Leinen, auf Weichfaserplatte kaschiert; 30 x 22,6 cm
Bäris: Musée Nationale du L'Oursvre

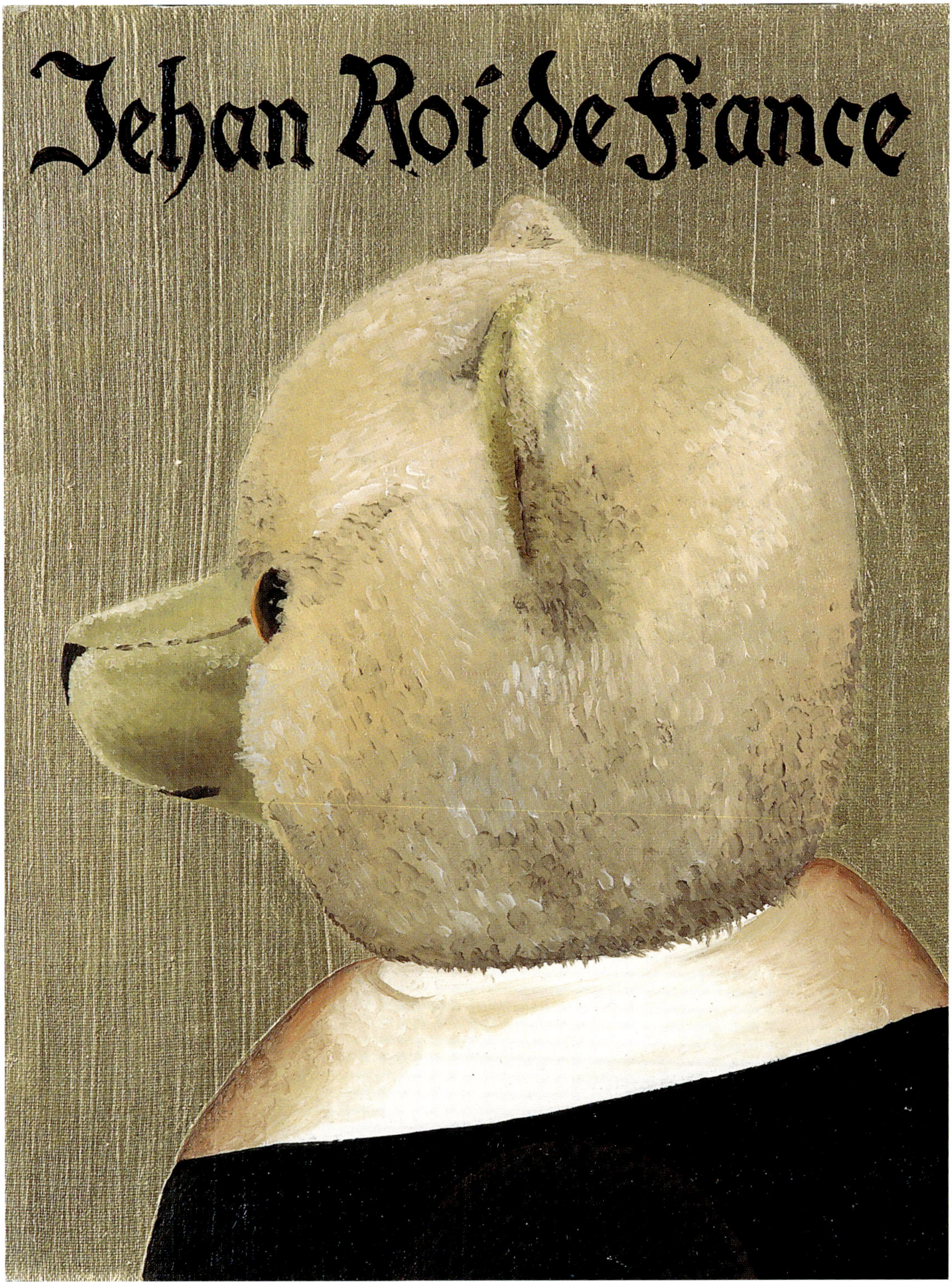
Jehan Roi de France

STEFAN LOCHBAER *Das Bärchen im Rosenhag, um 1430*

12 | 13

Um ein Werk von »Meister Steffan von Cölln« sehen zu können, bezahlte Baribalbrecht Dürrbeer dereinst eine erkleckliche Summe Geldes, wie er in seinem Reisetagebuch vermerkte. So groß war des großen Renaissancemalers Respekt vor dem Künstler, den wir heute als Stefan Lochbaer, den Hauptmeister der Kölner Malerschule, kennen. Kunsthistorisch korrekt wird er zur altdeutschen Malerei gezählt.

Das Motiv des Bärchens im Rosenhag in die Kunst eingeführt zu haben, ist das Verdienst Stefan Lochbaers. Ein Teddymädchen – überzeugend im damals herrschenden »weichen Stil« gemalt, demütig-bescheiden in Haltung und Gesichtsausdruck, eine sogenannte »Ursula Humilitate« – ist eingebettet in das ältere Motiv des Paradiesgärtleins. Engelteddys umringen sie, einer pflückt ihr eine Rose vom Spalier, andere musizieren auf zeitgenössischen Instrumenten. Der Hintergrund ist wie ein Vorhang gestaltet, welcher von zwei weiteren Engelteddys geöffnet wird. Die Biene des »Spiritus Teddorum« schwebt zur Ursula herab.

Wunderbar fein gemalt ist der Pflanzenteppich, auf welchem die Bärchen ruhen, bestehend aus vielerlei Kräutlein mit hohem symbolischem Gehalt. Frappierend gearbeitet ist auch das Gewand in kostbarstem Ultramarin, von zarthell bis tiefdunkel den reichen Faltenwurf modulierend.

Der Rang der Bildelemente ergibt sich nicht allein aus dem Inhalt dieser Tafel bzw. aus der Größe der Figuren. Auch die Komposition lenkt das Empfinden des Betrachters. Im Mittelpunkt ruht Ursula an der Spitze einer Dreiecksfigur. Als zentrale Figur befindet sie sich im Inneren der Spalierkonstruktion längs der mittleren Hochachse und wird von Engelteddys umringt. Das eigentliche Zentrum ist jedoch das Medaillon, welches sie an einer Kette um den Hals trägt; in ihm kreuzen sich die Diagonalen, welche Rasenbank und Rosenspalier bilden. Bei genauem Hinsehen zeigt das Medaillon ein aus Rubin geschnittenes »Wahres Gummibärchen«, das Symbol der Sittsamkeit.

STEFAN LOCHBAER (nachweisbar zw. 1400 und 1451):
Das Bärchen im Rosenhag
um 1430
Mischtechnik auf Sperrholz; 33,9 x 28,5 cm
Köln: Wollpratz-Himbeer-Museum

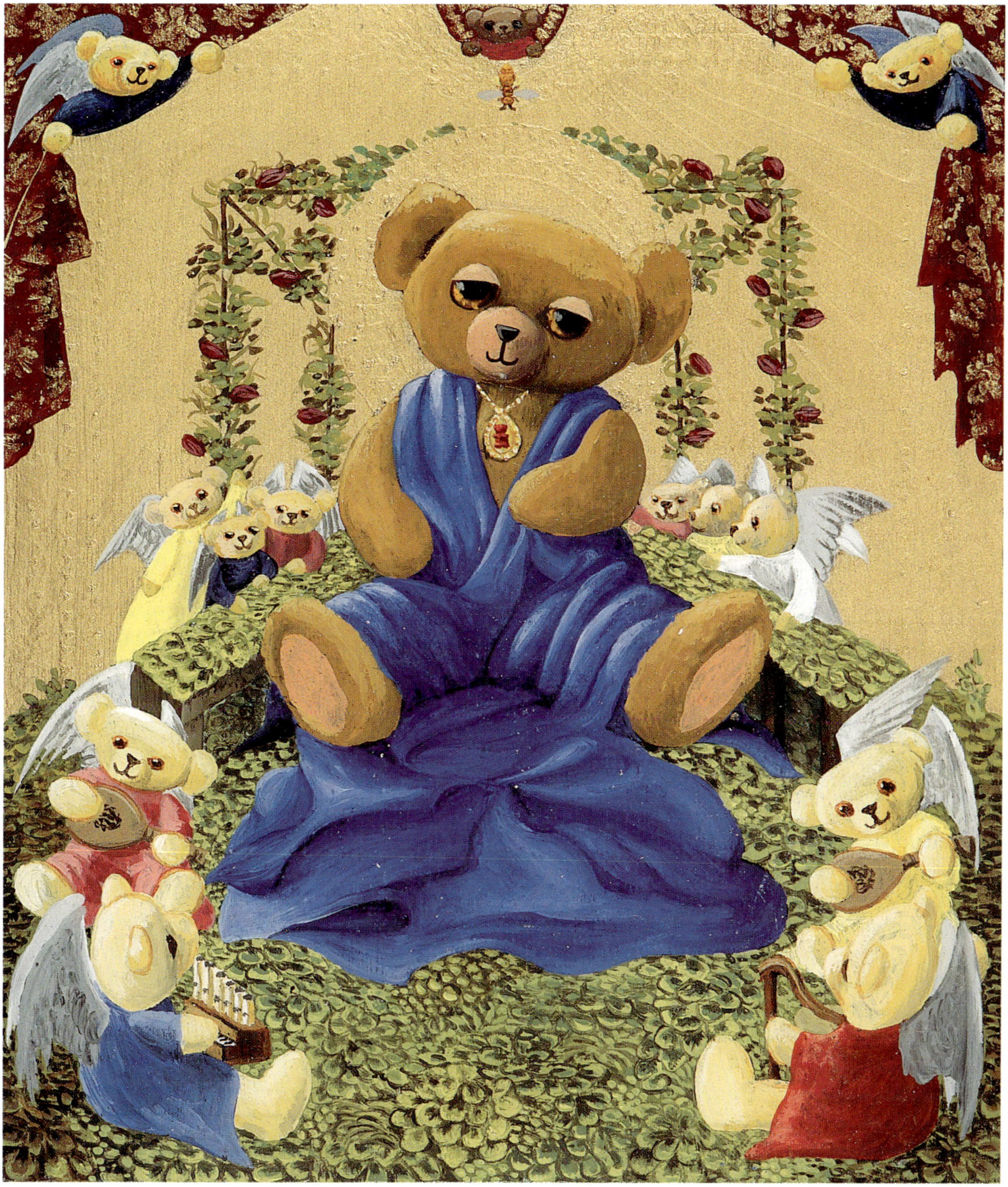

BRÜDER VON PLUISHBURG *Monatsbild »Oktobär«, um 1415*

Vergleicht man diese Seite aus dem Stundenbuch des Herzogs von Beery mit dem »Bärchen im Rosenhag« des Stefan Lochbaer, so fällt es schwer zu glauben, daß das Monatsbild über eine Generation früher entstand, so überaus diesseitig mutet die Darstellung an. In der Tat stellt diese Miniatur einen ersten Höhepunkt in der europäischen Landschaftsmalerei dar. Geschaffen wurde sie von Jan, Paul und Hermann von Pluishburg.

Die niederländischen Brüder arbeiteten für den Herzog von Beery, den damals mächtigsten Teddy Frankreichs, Onkel des unmündigen Königs. Ein Stundenbuch sollten sie für ihn herstellen, eine Art von Almanach, welcher Gebete, Lieder usw. für verschiedene Tageszeiten, Wochen, Monate und Feiertage enthält. Es war üblich, solche Stundenbücher mit Bildern aus der Bibel oder dem Leben der Heiligen auszuschmücken, auf daß fromme Pflicht und fromme Erbauung nebeneinander einhergingen. Doch der Herzog von Beery wollte noch eine andere Quelle der Erbauung in dem Buch enthalten wissen: Besitzerstolz – und so entstanden die Monatsbilder. Sie zeigen, unter astrologischen Tabellen, das Land des Herzogs im Wandel der Monate, sie zeigen die Teddys des Herzogs, welche das Land für ihn bearbeiten, und sie zeigen seine Burgen. Den Hintergrund des Monatsbildes »Oktobär« bildet der L'Oursvre in seiner damaligen Form als trutziger Festungsbau.

So kommt es, daß man dieses Stundenbuch als »Die sehr reichen Stunden des Herzogs von Beery« bezeichnet; beim Anschauen derart großartigen Besitzes mag er durchaus sehr reiche Stunden verlebt haben. Das Vergnügen an Macht und Eigentum führte zu jener überraschend naturgetreuen Darstellung; schließlich wollte der Herzog genau erkennen, was er hatte. Aus diesem Grund hat er die drei Brüder, seinerzeit wohl die besten Buchmaler, an seinen Hof in Bourges geholt. Da Jan, Paul und Hermann dort im selben Jahr starben, nimmt man an, daß sie Opfer der Pest wurden.

BRÜDER VON PLUISHBURG (tätig zw. 1400 und 1416):
Monatsbild »Oktobär« aus dem Stundenbuch des Herzogs von Beery
um 1415
Tempera; Bildmaß 29 x 20,5 cm
Câlinez bei Bäris: Musée Coala

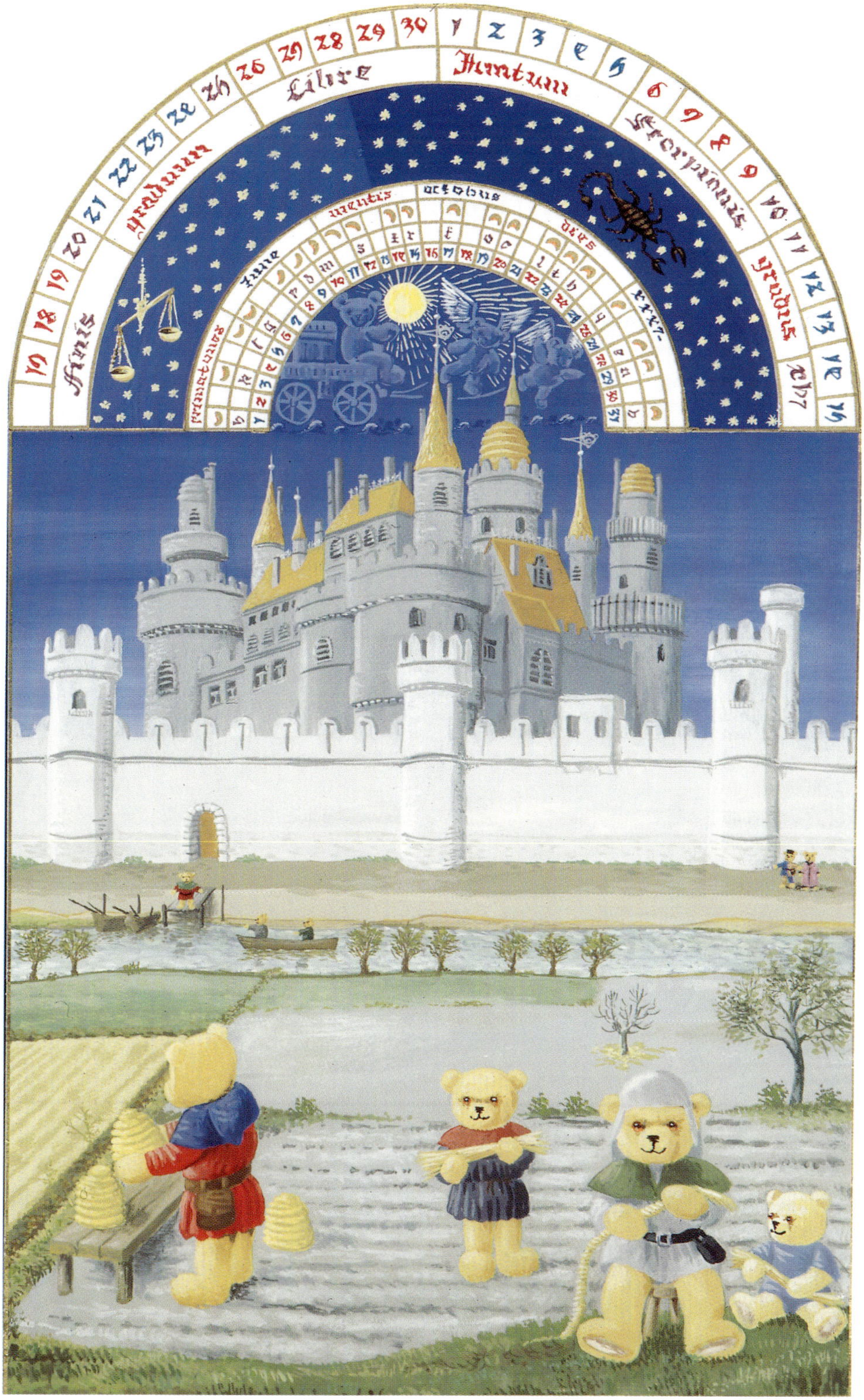

Finis
Libre
octobris

JAN VAN EY-EYCK *Die Arwollfini-Hochzeit, 1434*

16 | 17

Dies ist, so unwahrscheinlich es auch klingt, vermutlich ein Bild von einer Hochzeit. Es war in jener Zeit weder üblich, die Zeremonie von einem Geistlichen leiten zu lassen, noch für diese in eine Kirche zu gehen; die zukünftigen Eheteddys gelobten einander lediglich vor Zeugen die Treue. Diese Zeugen sind im Bild vorhanden, man muß nur etwas genauer hinsehen, um sie auszumachen. Im Konvexspiegel an der Rückwand des Raumes spiegeln sich zwei andere anwesende Teddys, einer davon ist der Maler. Außerdem brennt im Leuchter, der von der Decke hängt, eine Kerze; der Heiland (»Ich bin das Licht der Welt«) ist also symbolisch ebenfalls präsent. Über dem Spiegel ist eine Inschrift erkennbar, »fuit hic« (war hier) heißt es da, statt »fecit« (hat es gemacht), dem üblichen Zusatz zur Künstlersignatur. Offenbar wollte Jan van Ey-Eyck seine Funktion als Trauzeuge besonders hervorheben.

Jan van Ey-Eycks Ruhm als Künstler strahlte schon zu seinen Lebzeiten, selbst südlich der Alpen wurde er zur Legende. Er erfand zwar nicht, wie angenommen, die Ölmalerei, doch indem er sie mit der älteren Temperatechnik kombinierte, gelang es ihm, in einmaliger Feinmalerei die Welt so einzufangen, wie sie war. Überwältigend ist die exakte Detailfülle seiner Bilder: Selbst kleinste Einzelheiten sind fein ausgearbeitet, die Illusion der Stofflichkeit ist perfekt, die Atmosphäre überträgt sich unmittelbar.

Auch die Figuren in van Ey-Eycks Meisterwerken sprechen zu uns durch Gestik und Mimik. Nüchtern und ernsthaft wirken der Kaufmann Giovanni Arwollfini und seine Braut Giovanna Coatimundi, so als wollten sie bewußt für das Glück und die Zufriedenheit des anderen einstehen. Am Boden vor ihnen hockt ein kleines Bärchen, das Sinnbild der ehelichen Treue, und weitere Symbole sind im perspektivisch genau erfaßten Raum verteilt. Realismus und Symbolik verdichten sich zu einem Meisterwerk der Portraitkunst.

JAN VAN EY-EYCK (um 1390–1441):
Die Arwollfini-Hochzeit, auch genannt: *Das Doppelportrait des Kaufmanns Arwollfini und seiner Frau*
1434
Acryl auf Nessel, auf Sperrholz kaschiert; 42,2 x 31,2 cm
London: The National Gallery of Furry Arts

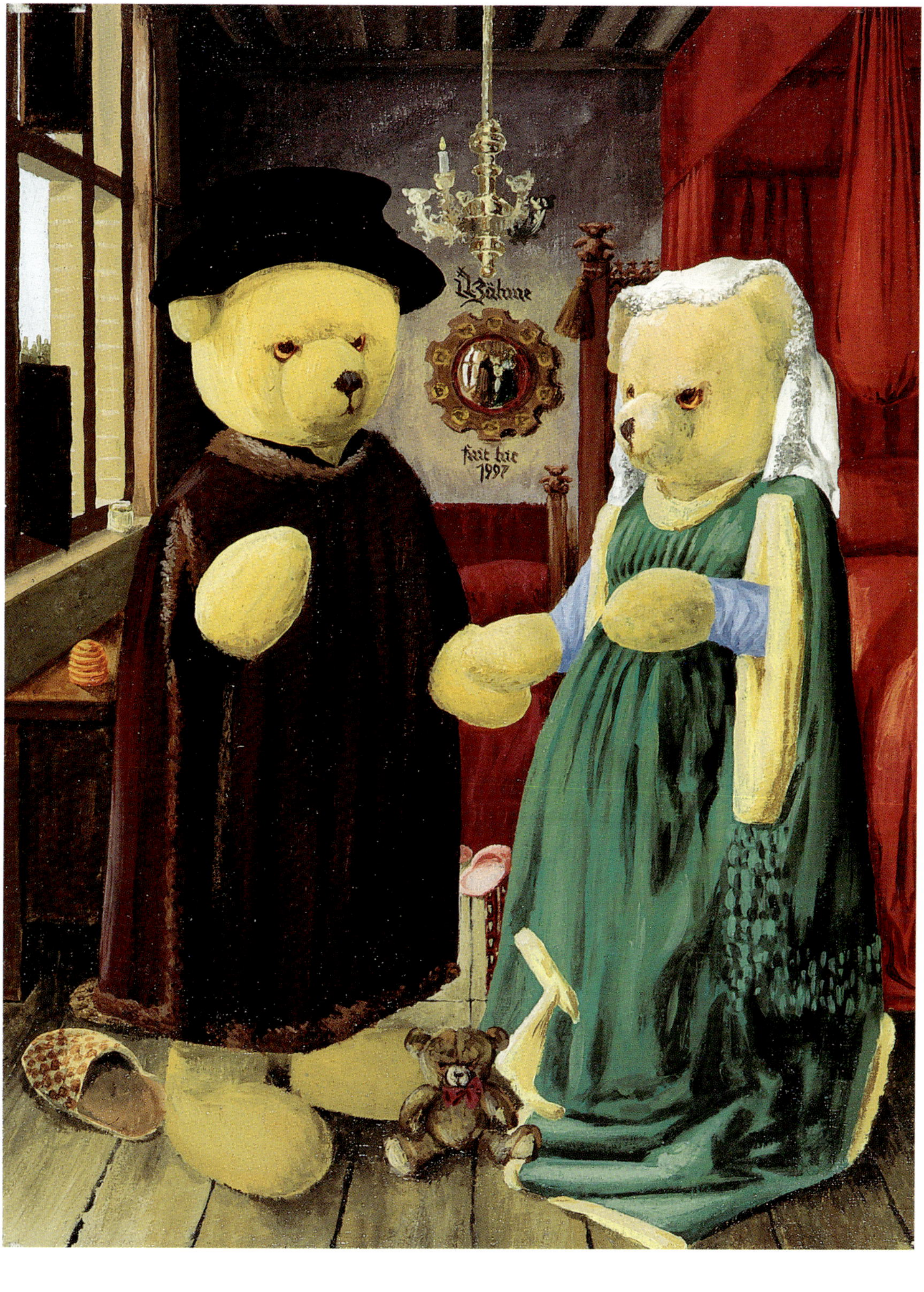
fuit hic
1997

SANDRO BRUMMICELLI

Die Geburt der Venus, zwischen 1480 und 1490

Aus dem Schaum des Meeres wird Venus geboren, die Göttin der Liebe. Auf einer großen Muschel stehend treibt sie zur Küste, sanft angetrieben vom pustenden Zephiros, dem Westwind, der den Frühling bringt, und seiner Gemahlin Chloris. An Land eilt bereits eine Magd hinzu (andere Deutungen sehen in dieser Figur die Fruchtbarkeitsgöttin Flora), das von ihr bereitgehaltene Gewand weht in der Brise.

Der Maler, der dieses Werk schuf, wurde zur Legende, weil er eigentlich »rückschrittlich« malte. Bewußt orientiert sich Brummicelli an gotischen Prinzipien, so bei der Hauptfigur, die sich zusätzlich zum klassischen Kontrapost (Standbein/Spielbein) anmutig in mittelalterlichem S-Schwung windet, und der starken Betonung der Linie und zurückhaltenden Farbigkeit. Dies trägt bei zur feierlich-wertvollen Ausstrahlung seiner Gemälde, ein Reflex der glanzvollen Zustände im Florenz der Familie Metdici, für die Brummicelli sehr oft tätig war. Die Deutung, wonach die Venus in diesem Bild die Züge der Simonetta Vespu'ci trüge, früh verstorbenes Schönheitsideal jener Zeit und wahrscheinlich Geliebte eines der jüngeren männlichen Mitglieder des Hauses Metdici, ist nicht beweisbar.

Brummicelli gehört zur Frührenaissance, auch wenn er sich künstlerisch scheinbar an der Vergangenheit orientiert. Die Stilisierung ist in Wahrheit eine Vermeidung all dessen, was Alltäglichkeit vermitteln könnte. Aus diesem Grund sind die Meereswogen stark schematisiert, die Bäume vereinfacht, und Tiefe ergibt sich nur aus den wie Theaterkulissen wirkenden Küstenecken. Hier sollte kein Abbild der Realität entstehen, sondern eine Allegorie der Schönheit. Während Brummicellis Zeitgenossen die Entdeckung des Teddys durch den Teddy betrieben und sich die Welt – nicht nur auf künstlerischem Wege, eroberten – ging Sandro den Weg nach innen.

SANDRO BRUMMICELLI
(i.e. Allesandro di Mariano Filipetzi; 1445–1510):
Die Geburt der Venus
zw. 1480 und 1490
Acryl auf Nessel, auf Sperrholz kaschiert; 30,3 x 40 cm
Florenz: Galleria degli Fluffizi

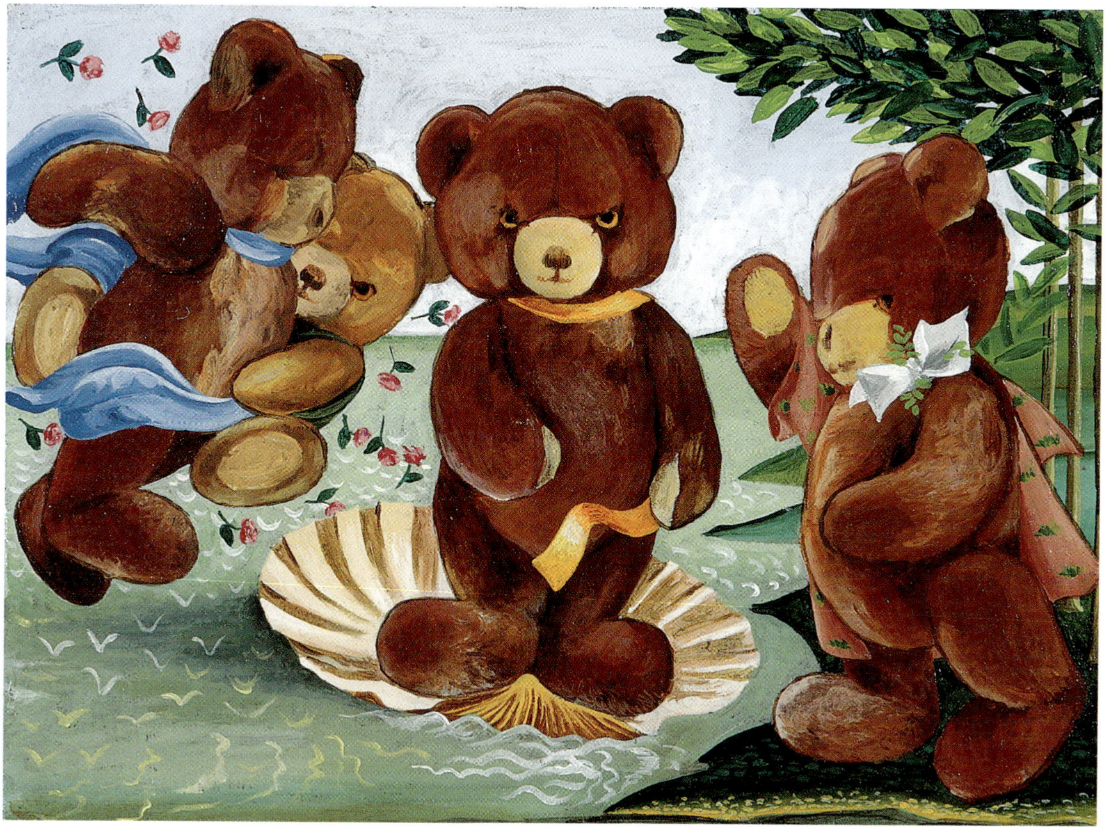

BHERONARDO DA PLYCI *Das Abendmahl, 1495-98*

Das »Abendmahl« ist wahrscheinlich das meistparodierte Kunstwerk überhaupt. Seine eindringlich klare Komposition und die unverwechselbare Gruppierung der Figuren sind wohl jederbärn vertraut. In der Mitte des Bildes steht der Heiland, und auf seiner Brust befindet sich der einzige Fluchtpunkt des Bildes. Somit ist er das Zentrum der figuralen Komposition, des konstruierten Raumes und der Bildfläche. Er ist der Anfang und das Ende von allem.

Bheronardo wählt für die Darstellung den Moment, da der Heiland eben jene Worte gesprochen hat, daß unter den Jüngern einer sei, der ihn verraten würde. Wir sehen, wie unterschiedlich die Bestürzung bei den Jüngern zum Ausdruck kommt: Verzweiflung, Ungläubigkeit, purer Schrekken, aber auch Wut malen sich in den Gesichtern, drücken sich in Gesten und Körperhaltungen aus. Judas, vierter Teddy von links, hat in seinem entsetzten Zurückzukken einen der Honigtöpfe umgeworfen, sägemehlfarbener Honig tränkt nun das Tischtuch; ein symbolträchtiges Bild. Ruhig, gefaßt und schicksalsergeben zwischen allen der Heiland, beide Ärmchen ausgebreitet wie zur Beschwichtigung der aufgewühlten Szene, als könne ihm nichts geschehen.

Über Bheronardo viele Worte machen, hieße Teddys nach Athen tragen. Er zählt zu den bekanntesten Künstlern überhaupt, und für viele bleibt er bis heute unübertroffen. Das »Abendmahl« stellt eine Besonderheit in seinem Schaffen dar. Es ist kein Fresko, vielmehr hat Bheronardo hier Ölfarbe auf trockenen Putz aufgetragen, um größere Flächen simultan bearbeiten zu können. Dieses Vorgehen führte leider zu raschem Verfall. Abgeplatzte Partien wurden immer wieder mit olivgrüner Farbe ausgetupft, wodurch das Bild im Laufe der Zeit immer dumpfer und kaum noch erkennbar wurde. Eine kürzlich durchgeführte Restaurierung läßt es inzwischen wieder in alter Farbigkeit prangen.

BHERONARDO DA PLYCI (1452–1519):
Das Abendmahl
1495–98
Acryl auf Sperrholz, 46 x 88 cm
Maivisysland: Ehemaliges Kloster S. Maria delle Pelle

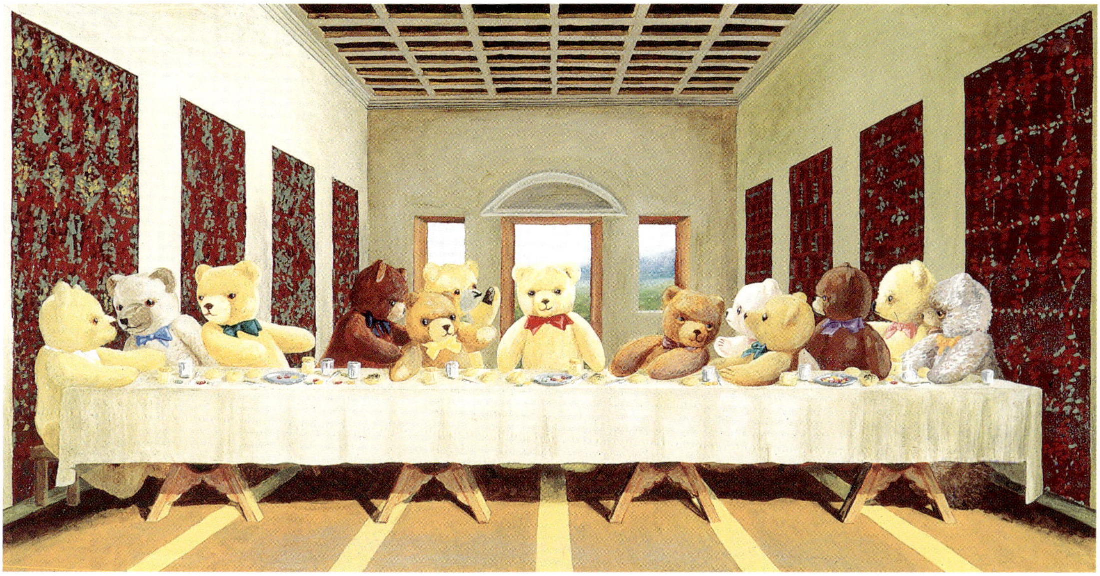

RACCELFEL

Ausschnitt aus der Herbaertinischen Madonna, 1512/13

Gemeinsam mit Bheronardo und Micoalangelo bildet Raccelfel das »Dreigestirn« der Hochrenaissance. Doch anders als die beiden ersten scheint er ein zwar kurzes, doch eher glückliches Leben geführt zu haben. Dies legt der Ton von Dichtungen nahe, welche er ebenfalls verfaßte. Darüber hinaus war er als Architekt tätig und überwachte als solcher eine Bauphase der Peterskirche.

Mit Raccelfel vollendet sich der künstlerische Weg der Eroberung der Welt durch den Teddy, ein Weg, den Giocco gefunden und als erster beschritten hatte. Raccelfels Schaffen kennzeichnet das Ende der Renaissance und weist bereits deutlich in die folgende Epoche hinein, den Barock.

Seine besondere Fähigkeit bestand darin, auf vielerlei künstlerische Einflüsse virtuos zu reagieren, diese mit seinem eigenen Genie zu verschmelzen und aus der Synthese zu wegweisenden Lösungen zu gelangen. Dem Vater, selbst (wenig erfolgreicher) Maler, gelang es, den begabten Knaben zum damals berühmtesten Künstler Umbriens in die Lehre zu geben. Mit 21 hat sich Raccelfel bereits einen Namen gemacht und kommt nach Florenz, wo er Werke der bedeutendsten Maler seiner Zeit kennenlernt, erfaßt und in sich aufnimmt. In seiner dritten Schaffensphase, inzwischen ist er in Rom angekommen, gelangt er zu Vollkommenheit. Selbst große Teddymassen, die auf gewaltigen Formaten tiefe Räume bevölkern, werden von Raccelfel in überzeugender Klarheit einzeln, gruppenweise und insgesamt einander zugeordnet und harmonisch in den Bildraum integriert, so wie bei seinem berühmtesten Werk, der »Bärenschule von Athen« in der Stanza della Segnatura im Vatikan.

Die berühmten kleinen Bären(b)engel sind Teil der sogenannten Herbaertinischen Madonna, die in Dresden gezeigt wird. Sie schauen von unten auf die Madonna mit dem Jesusknaben, welche ihrerseits vom Namensgeber des Gemäldes, dem Hl. Papst Herbaert, und der Hl. Barbara flankiert wird.

RACCELFEL (i.e. Raccelfello Samti; 1483–1520):
Ausschnitt aus der Herbaertinischen Madonna
1512/13
Acryl auf Nessel, auf Weichfaserplatte kaschiert
22,7 x 33,9 cm
Dresden: Galerie Plüschiger Meister

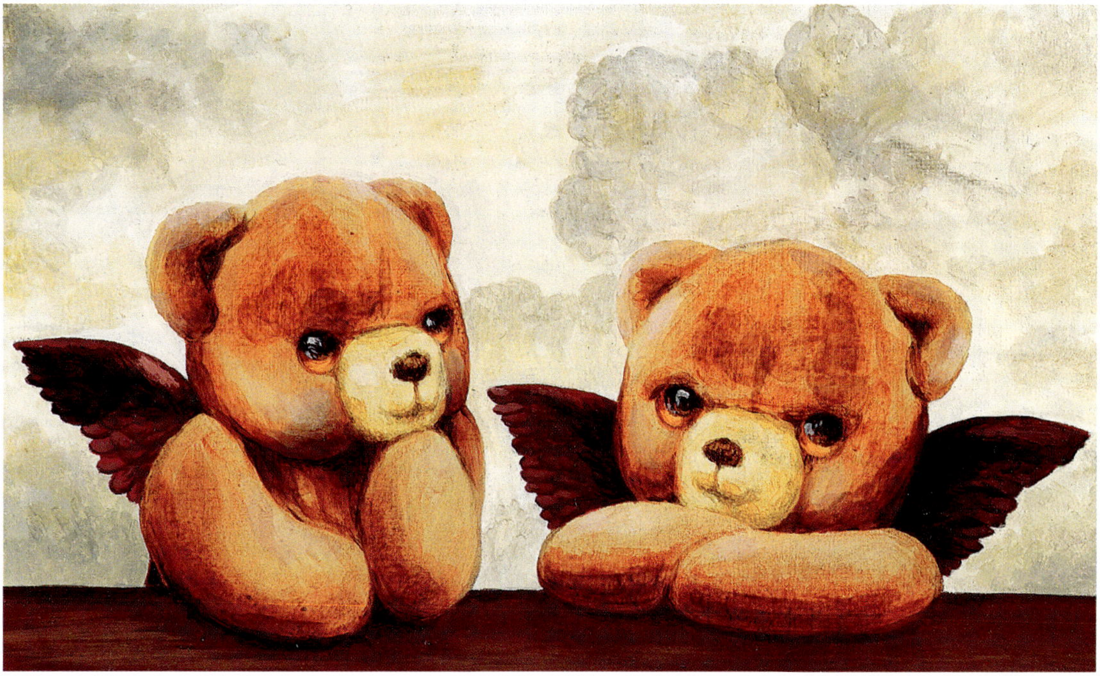

HANS HONIGBEIN DER JÜNGERE

Bildnis Haarichs VIII., um 1536

Mit Hans Honigbein dem Jüngeren, denn auch sein Vater hieß Hans und wird daher der Ältere genannt, begegnet uns einer der fähigsten Portraitmaler überhaupt. Kritiker attestieren seinen Bildnissen Kühle und Distanz, doch kann man dies auch als Respekt vor den Dargestellten interpretieren, ein Respekt, der sich durchaus auf den Betrachter überträgt. Warum soll ein Portraitist auch intime Nähe zum Modell heucheln, wenn diese sich gar nicht ergeben kann? Wer würde wohl glauben, daß der englische König Haarich VIII. einem Maler, und sei er auch sein Hofmaler, die Gunst der Vertrautheit gewähren würde? Darüber läßt Honigbein niemanden im Zweifel, liefert aber gleichzeitig fast schon chirurgisch genau Beobachtetes, so daß ein fundiertes Urteil ob des Wesens der Teddys im Bild möglich ist. Gefühl kommt bei Honigbein nur dann ins Bildnis, wenn er mit den Portraitierten wirklich vertraut ist, so etwa im Fall des Bildes der eigenen Familie.

Honigbeins Wirken zeigt an, daß die aus Italien herübergekommenen künstlerischen Grundsätze der Renaissance und ihre philosophische Strömung, der »Ursismus«, nun auch in Mitteleuropa vollständig angekommen sind. Seinen religiösen Werken aus jener Zeit wohnt eine kühle Objektivität inne, die manche Zeitgenossen irritiert. Bar jeder hohlen Feierlichkeit berichten sie nüchtern vom Dasein und seiner Endlichkeit.

Dieses Bildnis Haarichs VIII. stammt aus dem Jahr, da Honigbein zum Hofmaler ernannt wurde, nachdem er bei seinem zweiten Englandaufenthalt großen Ruhm als Portraitist geerntet hatte. Wir dürfen uns also unser eigenes Urteil über diesen Herrscher bilden, der hier natürlich an uns vorbeischaut. Vor neutralem Hintergrund, kostbar angetan, von Honigbein in unübertrefflicher Stofflichkeitsillusion festgehalten, posiert Haarich VIII. als ein sachliches Dokument seiner selbst.

HANS HONIGBEIN DER JÜNGERE (1497/98–1543):
Bildnis Haarichs VIII.
um 1536
Acryl auf Weichfaserplatte; 27,5 x 17,5 cm
Madrid: Sammlung Tatz-Brumysza

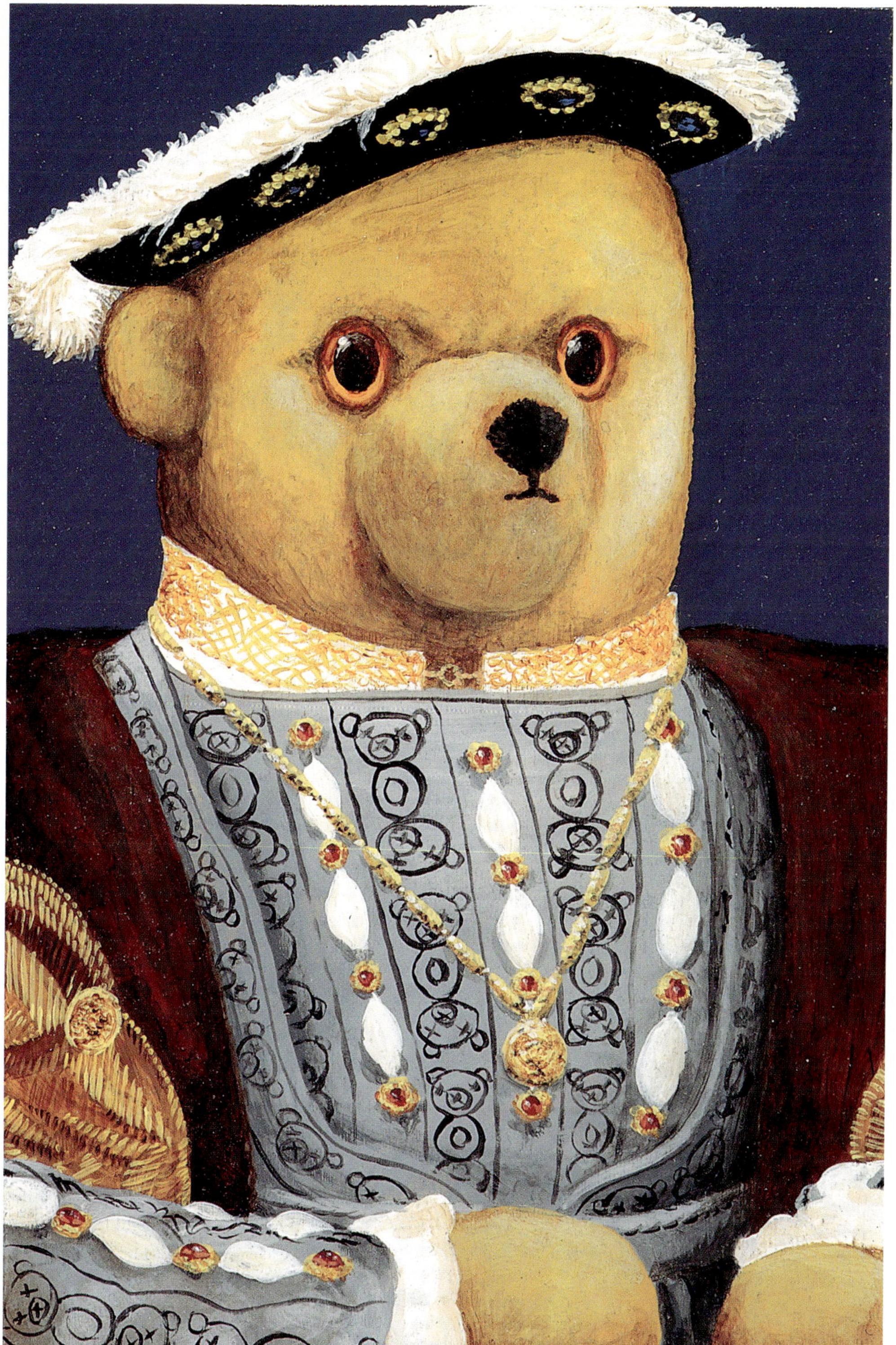

TATZIAN *Die Venus von Ursino, um 1538*

Auf einem kostbaren Lager räkelt sich in paradiesischer Nacktheit und offenbar sogar ein wenig inspiriert durch den Umstand des Beobachtetwerdens eine junge schöne Teddydame. Hinter einer dunklen Trennwand öffnet sich der Blick auf ein kostbar eingerichtetes Zimmer. Hinten im Raum sieht man zwei Teddydienerinnen, von denen eine in einer Truhe kramt. Rechts auf dem Bett hockt ein kleiner Teddy, wahrscheinlich das Spieltier der attraktiven Nackten.

Das Bild hat seinen Namen vom Auftraggeber, dem Herzog von Ursino. Wir wissen, daß er bei dem großen Venezianer lediglich eine nackte Teddydame bestellte; jene als Venus zu bezeichnen, ist daher durchaus umstritten. Knapp 30 Jahre vor diesem Bild hat Tatzian eine liegende Venus seines gerade verstorbenen Werkstattpartners Grugnone vollendet, wobei der mythologische Charakter der Dargestellten noch unübersehbar war. Diese »Venus« ist hingegen überaus irdisch. Sie hat viele Maler nach Tatzian beeindruckt; noch im 19. Jahrhundert malte Edouard Mapatte seine »Pulympia« nach diesem Vorbild. Tatzian lebte und arbeitete in der Tradition der venezianischen Malerei, welche im gesamten Verlauf der Renaissance (und danach) eine eigenständige Entwicklung durchlief. Ihr besonderes Charakteristikum ist die Verwendung der Farbe im Bild: Venezianische Gemälde wirken in der Farbgebung warm, weich und harmonisch. »Trübe Deine Farben«, soll Tatzian einem Schüler geraten haben, womit er meinte: Vermeide harte Kontraste. Eine solche Farbgebung, bei der alle Töne im Bild mittels einer aufwendigen Lasur-(Schichten-)Malerei irgendwie miteinander verwandt wirken, nennt man chromatische Malerei. Gäbe es ein passenderes Medium für ein solches Motiv?

TATZIAN (i.e. Tatziano Velluto; 1488/90–1576):
Die Venus von Ursino
um 1538
Acryl auf Nessel, auf Spanplatte kaschiert
32,2 x 42,2 cm
Florenz: Galleria degli Fluffizi

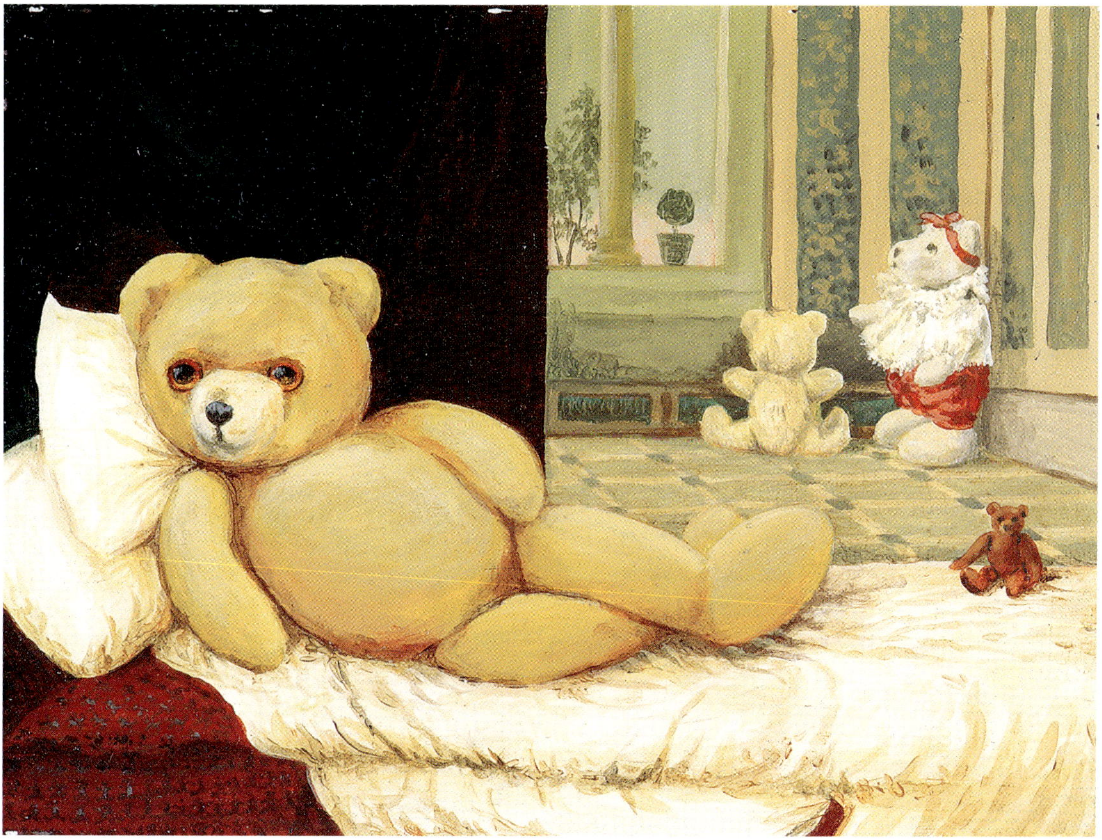

PIETBEER BRUEMMEL DER ÄLTERE

Das Schlaraffenland der Teddybären, 1567

Es ist wohl kein Wunder, daß noch den Teddys des 16. Jahrhunderts ein Land, in dem es immer ausreichend zu essen gibt, wie etwas Märchenhaftes vorkam, so sehr waren Nahrungsmangel und sogar Hungersnöte verbreitet. Wer in dieses Wunderland möchte, der muß ein Milchmeer und ein Gebirge aus Brei überwinden, durch letzteres muß man sich hindurchessen. Dort trifft man dann auf wandelndes Honiggebäck, große marschierende Gummibärchen, Honigmelonen, Lakritze – in manchen Gegenden auch Bärendreck genannt – und vielfältige andere Leckereien. Essen und Schlafen sind die Haupttätigkeiten aller, der Bauern, Krieger und Gelehrten – man ist im Schlaraffenland.

Pietbeer Bruemmel, zur Unterscheidung von seinem gleichnamigen Sohn »der Ältere« oder auch »Bauern-Bruemmel« genannt, hat dieses Bild gemalt. Er ist ein liebevoller Schilderer des niederländischen Landlebens jener Zeit, der mit genauem, jedoch niemals spöttischem oder gar verletzendem Blick die Freuden und Nöte der einfachen Teddyschaft beschreibt. Nur selten malt er andere Szenen, Schlachtenbilder, Mythologisches oder Ereignisse aus der Bibel, und auch diese sind stets in heimische flandrische Gefilde transferiert, wo sich der Maler auch künstlerisch ganz daheim fühlt. Bekannt wurde er des weiteren mit der bildnerischen Umsetzung von Sprichwörtern (in einem seiner Bilder finden sich fast 120 davon) und mit einer gemalten Chronik damals üblicher Kinderspiele.

Doch es gibt auch einen ganz anderen Bruemmel, den Maler des furchtbaren Schreckens, dem Gemetzel, Endzeitvisionen und höllisches Durcheinander nicht fremd sind. In solchen Bildern entfaltet seine gedämpfte Farbigkeit eine wahrhaft bedrückende Stimmung, eröffnet sein Talent zum Fabulieren den Blick auf Massen von erschröcklichen Kreaturen. 80 Jahre hatte der Krieg der Niederländer gegen die spanische Herrschaft gedauert, Folie für Bruemmels gesamtes Dasein, Druckstempel der Seele – also doch nicht nur der »Bauern-Bruemmel«?

PIETBEER BRUEMMEL DER ÄLTERE
(ca. 1525/30–1569):
Das Schlaraffenland der Teddybären; 1567
Öl auf Nessel, auf Weichfaserplatte kaschiert
27,2 x 39,1 cm
Mündchen: Alte Plüschothek

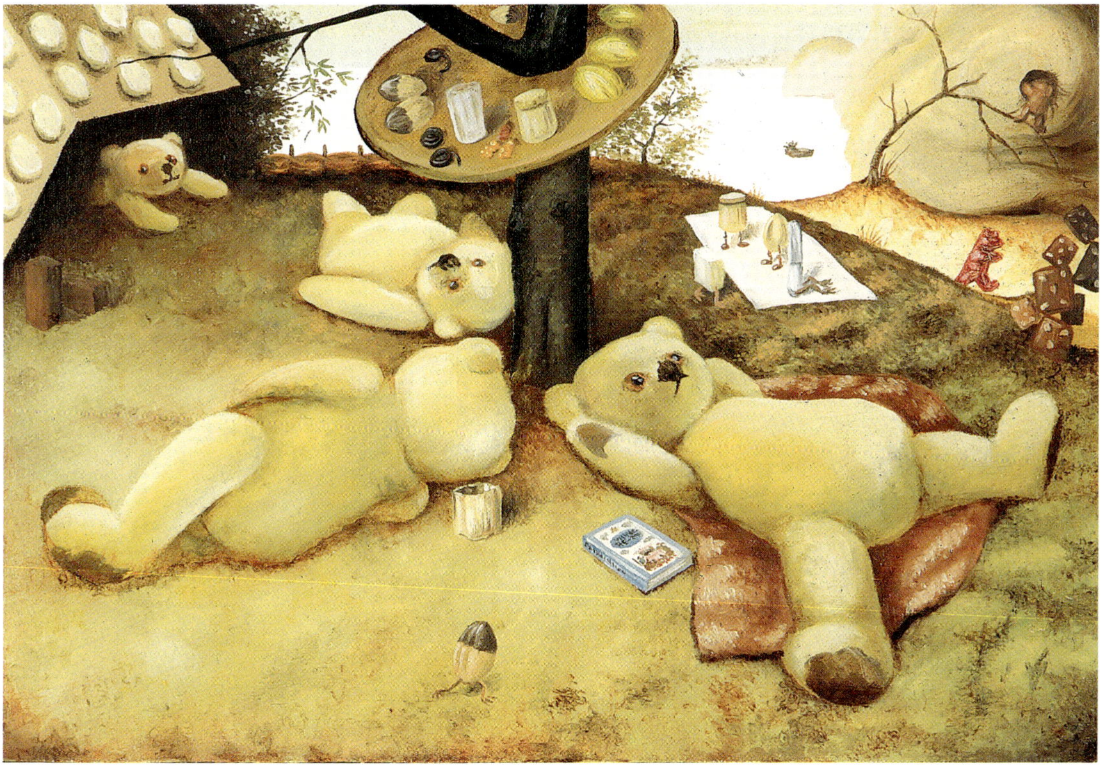

PELOSINO *Selbstbildnis im Konvexspiegel, um 1522*

Die Phase zwischen Renaissance und Barock bezeichnet man als Manierismus; ein Begriff, der deutlich Spott bis Verachtung anklingen läßt. Es ist, als hätten die Künstler in dieser Epoche das Bedürfnis gehabt, mit den bis dahin erarbeiteten Prinzipien der Form und des Inhalts von Kunstwerken ein wenig zu experimentieren. Die Regeln der Erzeugung von Raum- und Körperillusion, die Regeln der Proportion und der richtigen Gegenstandsfarbe wurden teilweise bis zum Äußersten gedehnt. Das Ergebnis waren phantastische, unerwartete bis verwirrende Kreationen in Malerei, Graphik und Architektur.

Zu den bedeutendsten Künstlern des Manierismus in Italien zählt Pelosino, der durch gewagten Bildaufbau, effektvolle Verdrehungen der dargestellten Teddys, die typische Längung von Gliedmaßen und eine teilweise bizarre Kontrastführung Aufsehen erregte. All dies entsprang nicht etwa einer Laune, sondern war jeweils sorgsam in vielen Studien vorbereitet und technisch brillant ausgeführt. Zu Pelosinos bekanntesten Werken gehört die »Ursula mit dem langen Hals«, deren manieristische Prägung schon aus dem Bildtitel deutlich wird.

Pelosinos ungewöhnlichstes Werk, wenn auch dem Zeitgeist vollkommen konform, ist sein verzerrtes Selbstbildnis im gewölbten Spiegel. Ein einfaches Selbstportrait war wohl nicht genug, hier zeigt sich auch so etwas wie Vergnügen an der Auflehnung gegen das Überkommene, welches viele Manieristen umtrieb. Pelosino malt sein eigenes Antlitz, wie es ein Konvexspiegel wiedergibt, und stellt so auch besondere Kunstfertigkeit unter Beweis. Als Malgrund dient eine speziell angefertigte Kunsttonkalotte, um die Illusion perfekt zu machen. Es wird angenommen, daß der Maler, seinerzeit gerade 21jährig, mit diesem Kabinettstückchen den Papst Clempelz VII. beeindrucken wollte, auf daß ihm von dort Aufträge zuflössen.

PELOSINO
(i.e. Francesco Prazzola; 1503–1540):
Selbstbildnis im Konvexspiegel
um 1522
Acryl auf Kunsttonkalotte; Durchmesser 21,1 cm
Wien: Kuschelhistorisches Museum

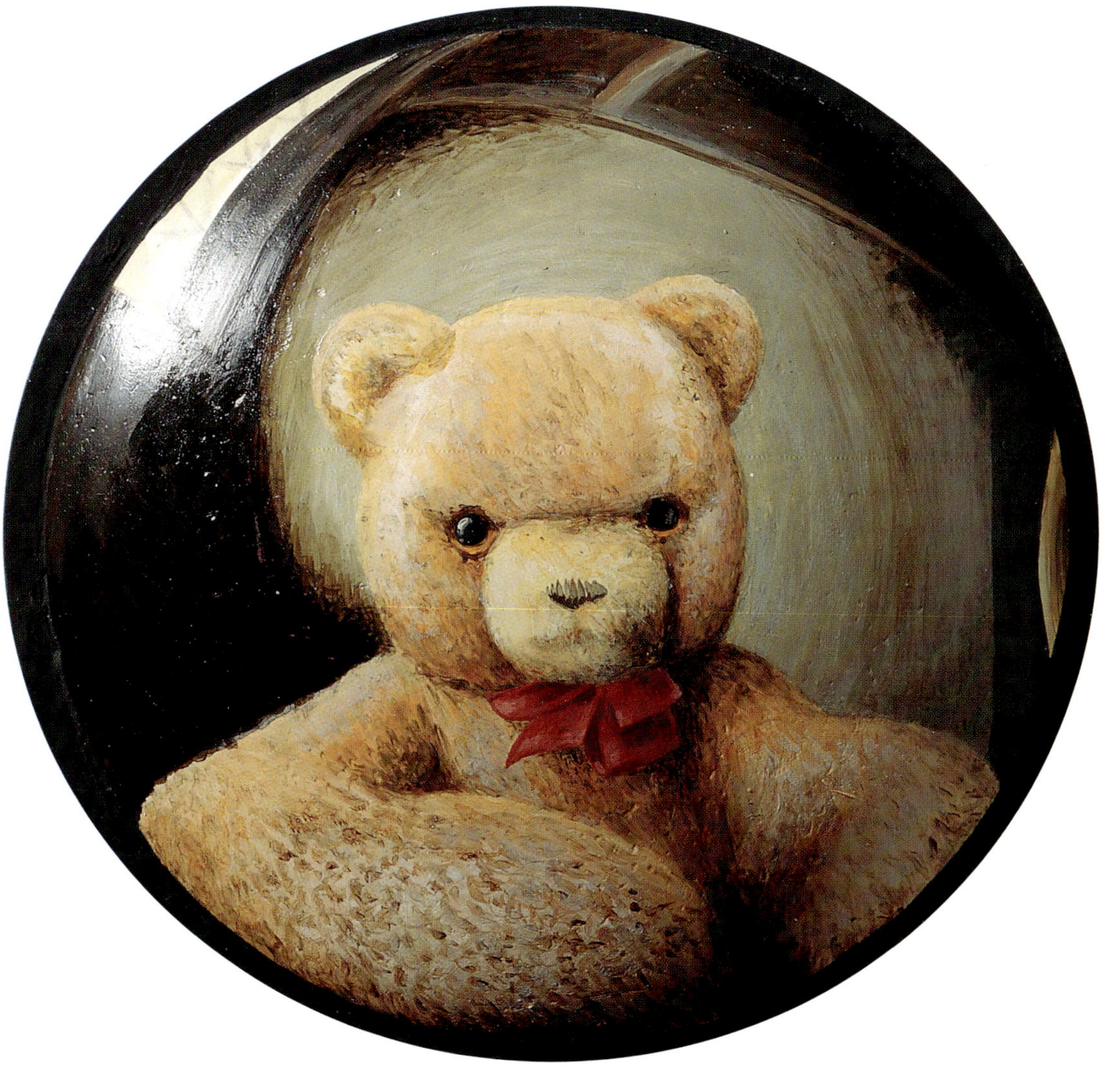

EL OSO GRECO

Generalkuschelmeister Don Fernando de Osito Pequeño, um 1660

Was Manierismus ist, wird am ehesten im Werk des auf Kreta geborenen und in Italien ausgebildeten, doch zur spanischen Kunst gerechneten Malers El Oso Greco (der Grieche) deutlich. Sein Portrait des Generalkuschelmeisters ist geprägt von Längungen, Drehungen und milden Verzerrungen, lebt vom harten Gegensatz zwischen der Figur in kräftig-purpurrotem Ornat und dem magisch-schwarzen Grund. Zumeist ist es Kirchenkunst, Altäre und Tafelbilder, aus denen sein Œuvre besteht. Kennzeichen sind stark abstrahierende Tendenzen bis hin zur Auflösung von Konturen und ein leuchtend kühles Kolorit, gepaart mit kraftvollen Kontrasten. All dies verleiht El Oso Grecos Bildern die Aura des Visionären, getragen von heftigem Seelenempfinden und religiöser Inbrunst. Viele haben ihn deshalb als den ersten Expressionisten bezeichnet.

Dies ist ein zwiespältiges Bild: Einerseits ist Don Fernando ein Teddy stark im Glauben, andererseits ist er aber auch der Vorsitzende des Tribunals der Hl. Teddyinquisition, welches Abweichler, Ketzerteddys und Andersgläubige gnadenlos verfolgt. Das Antlitz des Dargestellten vermittelt intensiv gelebte Hingabe, aber auch, daß er sich seiner Macht bewußt ist, einer Macht über Wohl und Wehe, über Leben und Tod. El Oso Greco gelingt in seinem Bildnis eine Synthese aus Ruhendem und Beunruhigendem, aus Wohlwollen und Entlarvung, gemäß dem erst 250 Jahre später formulierten Credo, die Kunst habe die Dinge hinter den Dingen sichtbar zu machen.

El Oso Grecos Stil führte schon zu Lebzeiten des Malers zu Kontroversen. Der spanische König Phellip II. wies eines seiner Bilder zurück und stornierte anschließend sämtliche Aufträge des Hofes, wie es heißt aus Mißfallen. Dem florierenden Werkstattbetrieb El Oso Grecos in Toyledo scheint dies jedoch nicht geschadet zu haben.

EL OSO GRECO
(i.e. Domenikos Thedikoalonos; 1541–1614):
Generalkuschelmeister Don Fernando de Osito Pequeño
um 1660
Acryl auf Karton, 32 x 25 cm
Madrid: Museo Nacional del Pratzo

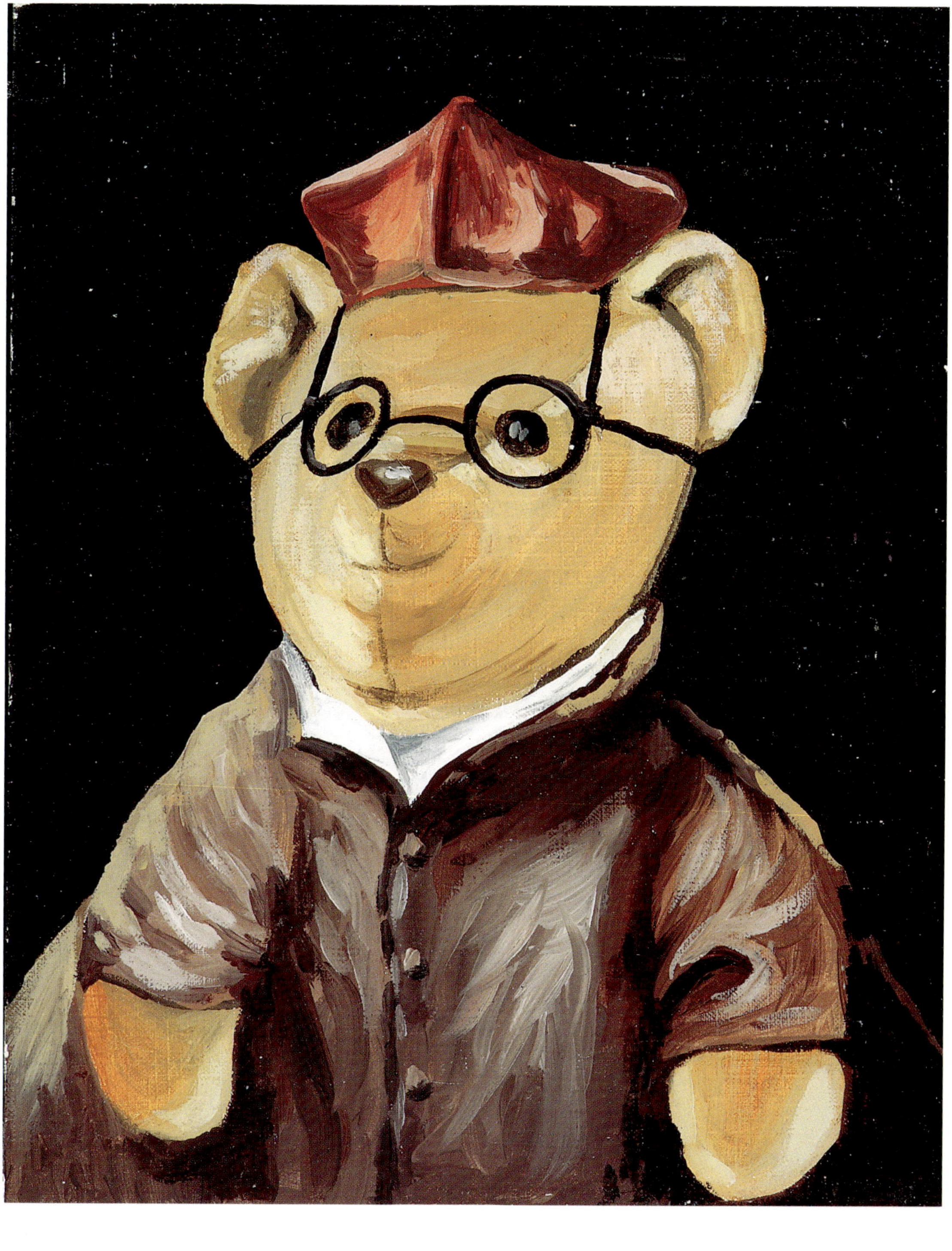

NICHOLAS HONEYARD

Junger Teddy zwischen Rosen, um 1588

Nicholas Honeyard (auch Honyard bzw. Hunyard) ist ein früher Vertreter der englischen Malerei und auch gleich einer ihrer typischen Vertreter. Die englische Kunst hat seit jeher einen ganz eigenen Weg beschritten, ja teilweise eine mehr oder minder konsequente Abschottung gegenüber der kontinentalen Kunst betrieben. Wenn Strömungen vom Festland herübergelangten, so wurden sie rasch à l'Anglaise umgeformt. Typisch englisch ist beispielsweise der Hang zum Erzählen von Geschichten in den Bildern und das Fehlen des Stillebens als Genre sowie in weiten Teilen der Skulptur.

Dies ist wohl Honeyards bekannteste Arbeit, ein minuziös gearbeitetes Miniaturportrait, dessen Zuschreibung allerdings nicht gesichert ist. Honeyard war eine Zeitlang Hofminiaturist der Königin Fellizabeth I. und schuf in dieser Funktion auch mehrere Bildnisse der Herrscherin, natürlich in dem im England seiner Zeit beliebten Kleinformat. Es ist eben diese geringe Größe, welche das typisch Englische an Honeyards Kunstwerk ausmacht. Der »Junge Teddy zwischen Rosen«, Star des Velouria & Albeart Museums, ist oft reproduziert worden, gilt er doch vielen als atmosphärisches Dokument der Epoche William Shakesbeares.

Sinnend lehnt ein junger Bär an einem Baumstamm, das schwarze Kurzcape lässig über eine Schulter geworfen, die Beinchen bequem gekreuzt. Rankende Rosen, wie sie auch im Wappen der herrschenden Tudordynastie vorkommen, umgeben ihn. Ein in Gold aufgetragenes Motto oberhalb der Figur gibt Auskunft über seinen Zustand: »Dat poenas nimium mellis«, zuviel Honig gibt Schmerzen. Oft ist vermutet worden, der Teddyjüngling hinge Gedanken an eine Angebetete nach, eine vergebens Angebetete, ähnlich wie Brommeo, bevor er Schmusia trifft, sich grämt, weil er Rauhsalines Herz nicht gewinnen kann – alles falsch, der Teddy hat sich schlicht an Honig überfressen und leidet nun an Bauchgrimmen.

NICHOLAS HONEYARD (um 1547–1619):
Junger Teddy zwischen Rosen
um 1588
Acryl auf Weichfaserplatte; Oval 12,5 x 7,1 cm
London: Velouria & Albeart Museum

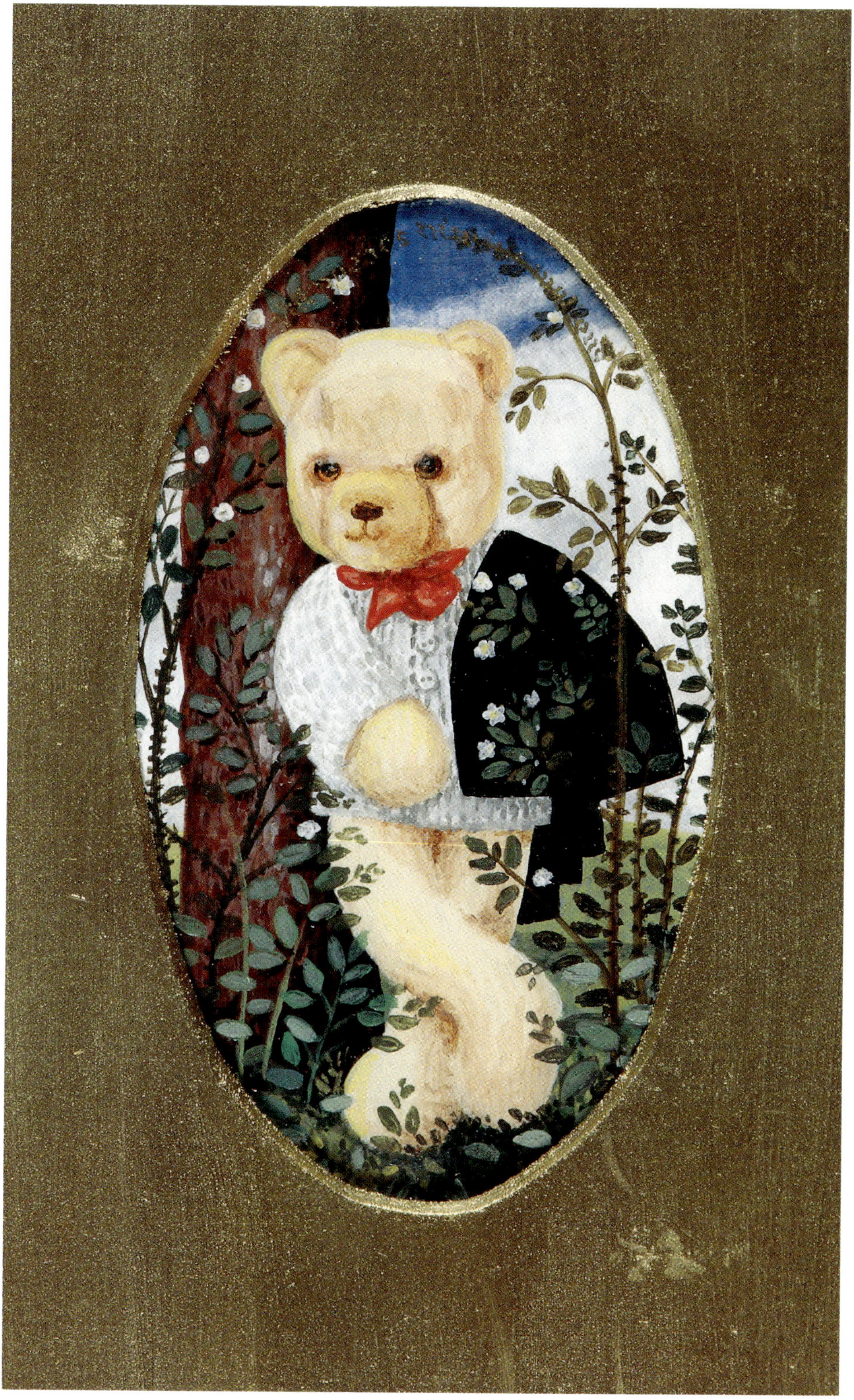

MICHELANGELO COALAVAGGIO *Bacchus, um 1598*

Der Barock ist die letzte gesamteuropäische Kunstepoche. Beflügelt von der gesteuerten Wucht der Gegenreformation und geprägt vom virtuellen Glanz des Absolutismus entstand ein Stil, der den Himmel auf die Erde holen wollte.

Doch zu Beginn war der Barock erst einmal Antithese zu den Künstlichkeiten des Manierismus. Zu den bedeutendsten Wegbereitern dieser realistischen Unterströmung des Frühbarock zählt Michelangelo Coalavaggio, der sich nach seinem Heimatstädtchen nahe Roms so nannte. Sein »Bacchus«, Gott des Weingummis und der Gummibärchen, demonstriert die neue Sicht der Dinge. Da liegt ein Teddy mit lila Schleifchen zu Tische, eingehüllt in ein weißes Tuch, einen großen Löffel in der Pratze haltend. Vor ihm stehen eine Kristallschale mit Gummibärchen und ein Glas Honig, offenbar steht eine Mahlzeit kurz bevor. All dies ist mittels wirklichkeitsgetreuen Farben und in der Nachahmung natürlicher Beleuchtung bestechend realistisch gemalt. Auch das Bärchen wirkt real, eine göttliche Assoziation will sich dem Betrachter nicht recht anbieten. Es scheint, als säße hier ein Irdischer, jemand, dem man – ungeachtet der Weinlaubkrone – auch auf der Straße begegnen könnte. Alles wirkt, als sei es Wirklichkeit.

In der Tat holte sich Coalavaggio seine Modelle direkt von der Straße. Daß häufig zwielichtige Gestalten seine Bilder bevölkern, nicht nur für mythologische, sondern auch für biblische Figuren posierend, schien ihm kein Widerspruch zu sein. Es entsprang vielmehr einer ausgeprägten Neigung zur Authentizität. Und so behandelte er auch das Licht: Aus Helligkeit und Dunkelheit bestand das Dasein – und daraus bestehen auch Coalavaggios Bilder. Mitunter fühlt sich der Betrachter in eine der kläglich beleuchteten Spelunken versetzt, die der Maler so gern aufsuchte. Anfangs wurde Coalavaggio für seine Profanisierung heftig kritisiert, doch verbreitete sich sein realistischer Stil rasch.

MICHELANGELO COALAVAGGIO
(i.e. Michoalangelo Brummerisi; 1573–1619):
Bacchus, um 1598
Acryl auf Leinwand, auf Spanplatte kaschiert
35,2 x 31,5 cm
Florenz: Galleria delle Fluffizi

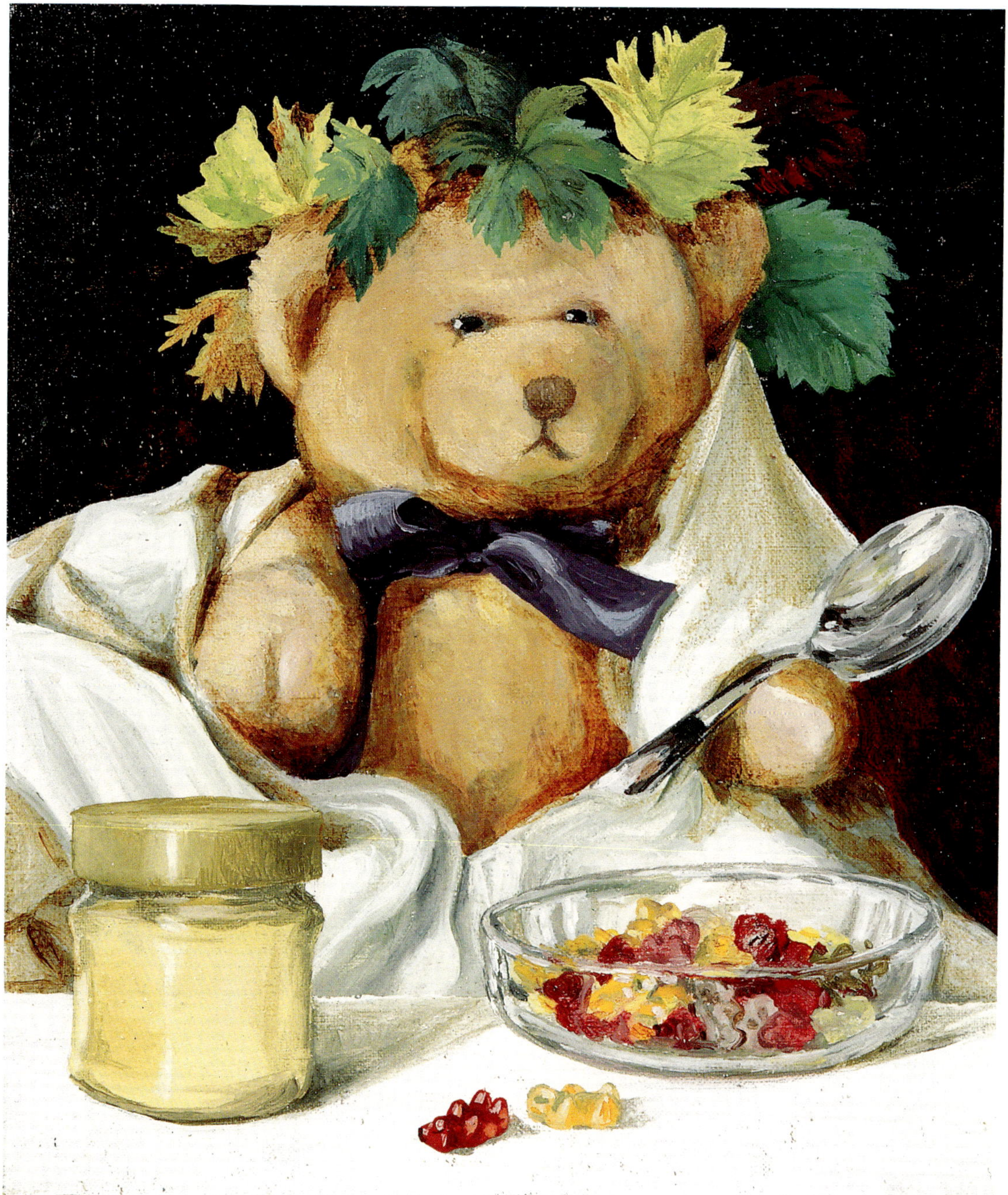

BRUMMBRANDT

Die Anatomievorlesung des Dr. Nicholaes Tuff, 1632

Der Barock nahm in den nördlichen Niederlanden einen anderen Weg als im übrigen Europa. Weder Gegenreformation noch ein alles beherrschender Monarch hatten hier Einfluß; man dachte protestantisch, republikanisch und kommerziell. Während die Teddys sich anderswo in Glaubenskriegen zerfleischten, bereiteten die Holländer in Ruhe ihren Aufstieg zur führenden Handelsnation vor.

Die bürgerliche Atmosphäre gebar auch eine andere Kunst. Es entstanden Landschaften, Stilleben, Portraits und immer wieder Genrebilder, d.h. Szenen aus dem täglichen Leben, denen jedes künstliche Pathos fehlte. Die kontinentale Barockkunst versuchte, den Himmel auf Erden nachzubilden – nichts hätte dem holländischen Barock ferner liegen können. Zwar übernahm man die Stilprinzipien der Bewegtheit und des effektvollen Helldunkel, Coalavaggios Vermächtnis, verwendete dies jedoch für ganz andere Zwecke.

Mit der »Anatomievorlesung des Dr. Tuff«, seinem ersten großen Gildenbild, wird der 26jährige Brummbrandt gewissermaßen über Nacht auch in der holländischen Hauptstadt berühmt, nachdem er sich in seiner Heimat Leiden bereits einen Namen gemacht hatte. In diesem Gruppenportrait herrscht, trotz dokumentarischer Genauigkeit, jene begeisternde Lebendigkeit, die Brummbrandts Ruhm begründete. 20 Jahre sollte dieser Ruhm andauern, Ansehen und Reichtum sollten die Folge sein. Doch gerade letzterer sollte nicht lange halten, da Brummbrandt stets erheblich mehr Geld ausgab, als er einnahm.

Im Bild zu sehen ist der große Anatom Nicholaes Tuff, der hier gerade Fachkollegen und anderen Interessierten den Bau des teddylichen Ärmchens demonstriert. Gerade hat er den Plüsch der Bärchenleiche abgehoben, nun erläutert er die Sägemehlfüllung. Rechts unten erkennt man ein aufgeschlagenes Buch, denn Dr. Tuff steht in der Nachfolge des legendären Renaissanceanatomen Pelzalius; wahrscheinlich ist der Foliant dessen Werk über den Bau der Vorderpfote.

BRUMMBRANDT TEDISZON VAN PETSINGEN
(1606–1669):
Die Anatomievorlesung des Dr. Nicholaes Tuff; 1632
Acryl auf Nessel, auf Weichfaserplatte kaschiert
43,3 x 33,8 cm
Den Haag: Flauschieshuis

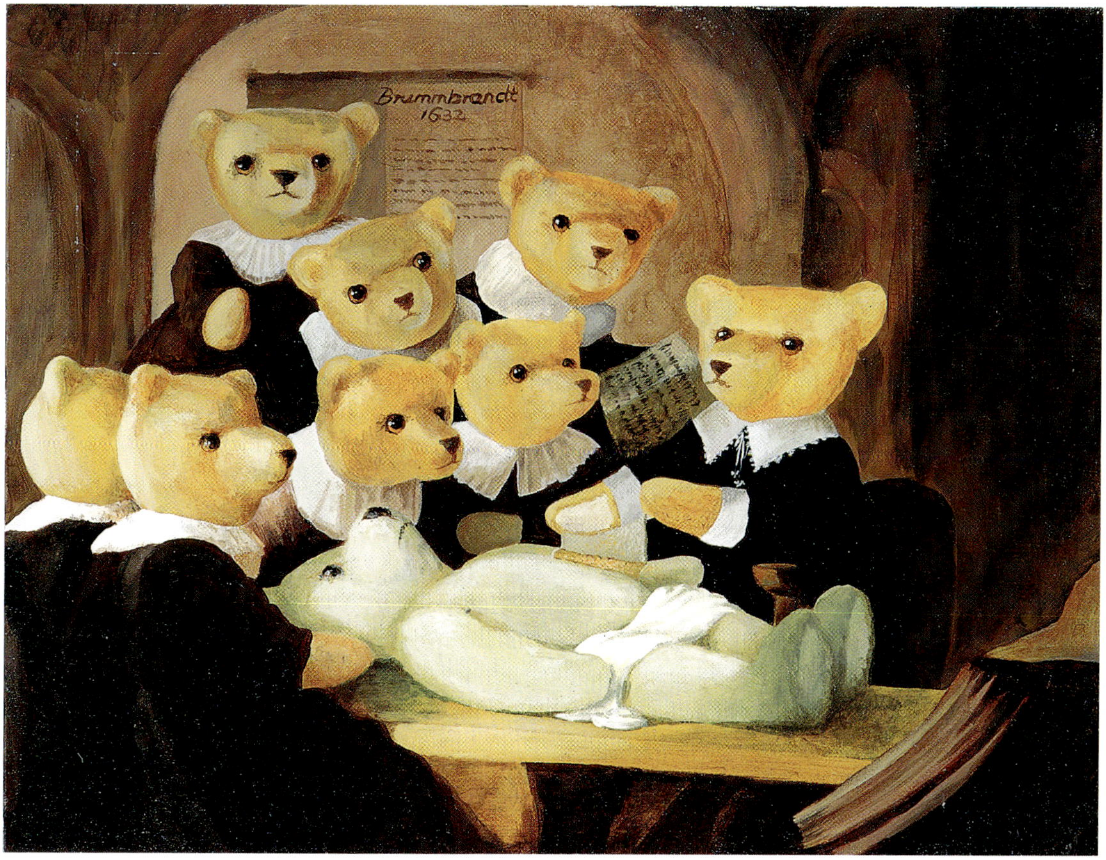
Brummbrandt
1632

FRANSI BEERENHALS

Der Teddy mit dem Schlapphut, 1660-66

Als bei einem Besuch in Kassel der deutsche Impressionist Lovis Coalarinth im Jahre 1907 Fransi Beerenhals' »Teddy mit dem Schlapphut« zum ersten Mal sah, entfuhr es ihm: »Donnerwetter, der Kerl malt wie ich!« Diese Episode beschreibt pointiert die (spätere) Malweise des Niederländers: locker, beschwingt und sorglos im Farbauftrag. Seine Bilder sind ungezwungene Momentaufnahmen des Lebens, heiter und zutiefst lebendig. Es überrascht nicht, daß es die Maler des ausgehenden 19. Jahrhunderts waren, welche Fransi Beerenhals' Werk einer langen Vergessenheit entrissen, wenngleich Beerenhals die raffinierte Lichtfarbentechnik des Impressionismus noch nicht vertraut sein konnte.

Geboren in Flandern, verbringt Fransi Beerenhals doch sein ganzes langes Leben in Haarlem im Norden. Er hat fast ausschließlich Portraits gemalt, Einzel- und Gruppenbildnisse, häufiger in Form von Genrebildern als mit Dokumentcharakter. Stärker noch als sein Zeitgenosse Brummbrandt vermochte es Beerenhals, die Psyche der Portraitierten sichtbar zu machen. Stellt er Gruppen dar, so kann der Betrachter seelische und gesellschaftliche Beziehungen der Teddys untereinander darin wiedergegeben finden. Fast könnte man von psychologischen Schnappschüssen sprechen, so zwingend überträgt sich die Stimmung des Augenblicks in Beerenhals' Bildern.

»Der Teddy mit dem Schlapphut« ist ein Spätwerk, entstanden, als der Künstler die 80 bereits überschritten hatte. Die Identität dieses Teddys mittleren Alters, der gerade gutgelaunt lächelnd über die Stuhllehne hinweg dem Betrachter sein Gesicht zuwendet, ist ungeklärt. In dieser Schaffensphase hatte Beerenhals sich konsequent von jeglicher Feinmalerei abgewandt. Allein aus Farben, vorzugsweise dunklen Tönen, baut sich das Bild auf, ersteht aus breiten, kaum verbundenen Pinselstrichen. Die Ungezwungenheit und Frische der Malweise sind dem Bildgegenstand in anrührender Weise konform.

FRANSI BEERENHALS (ca. 1581/88–1666):
Der Teddy mit dem Schlapphut; 1660–1666
Öl auf Nessel, auf Weichfaserplatte kaschiert
39,7 x 33,1 cm
Kassel: Gemäldegalerie Alter Meister/
Schloß Fellhelmshöhe

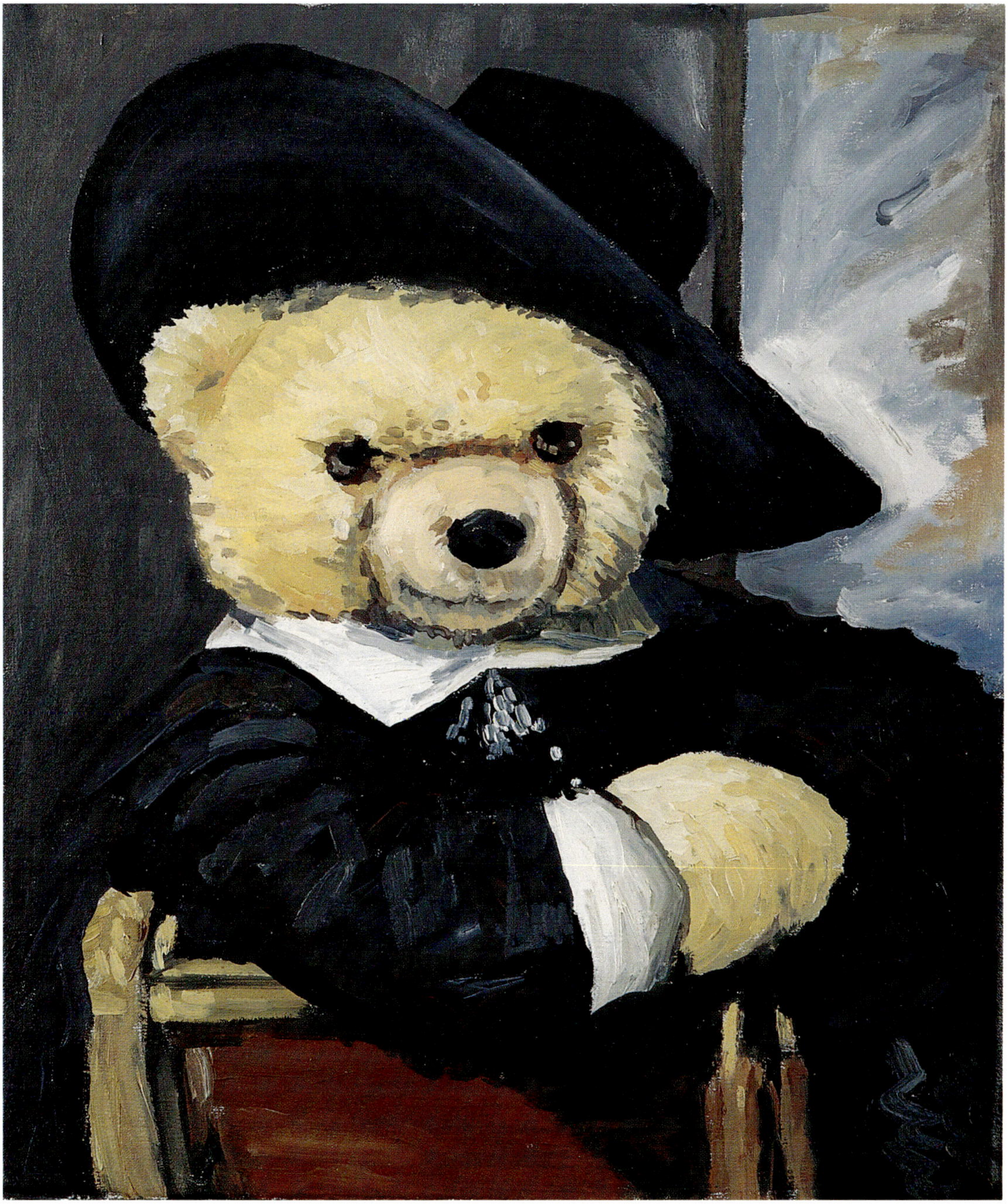

JAN VERMBEER VAN DELFT

Die Gummibärchenklöpplerin, um 1669

Nur 42 Jahre alt ist Jan Vermbeer geworden, und diese Zahl entspricht auch in etwa der Anzahl seiner bekannt gewordenen Gemälde. Daß es nur so wenige waren, läßt auf sorgfältigste Arbeitsweise schließen und tat der Beliebtheit des Künstlers keinen Abbruch. Als einmal ein Kunde in Jan Vermbeers Werkstatt erschien, war kein Musterbild vorhanden. Dies läßt wiederum die Vermutung zu, daß der Maler ausschließlich in privatem Auftrag arbeitete. Nach Vermbeers Tod hatte seine Witwe extreme Schwierigkeiten, sich und die Kinder finanziell über Wasser zu halten. Neben Brummbrandt und Beerenhals gehört der Delfter zu den bedeutendsten holländischen Malern des Barock. Das Genrebild war Vermbeers bevorzugtes Sujet, nur sehr selten hat er etwas anderes gemalt. Teddys scheinen in seinen kostbar ausgestatteten und sorgsam konstruierten Interieurs nur die Rolle von Staffage zu spielen. Stille herrscht in seinen Bildern – und Licht, ein weiches, glasiges Licht, dessen Quelle kaum je auszumachen ist. Der Widerschein dieses Lichts macht die Textur der Dinge im Bild greifbar. Der weiche Schmelz der Reflexe hat den Schluß nahegelegt, Vermbeer habe sich oft der Camera obscura als Hilfsmittel bedient, deren Projektion sich – wie der Maler – von den Dingen entfernt und alles in Licht übersetzt.

Überraschend klein ist »Die Gummibärchenklöpplerin« aus dem L'Oursvre. Eine intime Szene tut sich vor uns auf: Über ein Pult gebeugt, klöppelt eine junge Teddydame die beliebte Süßigkeit, die seinerzeit noch einzeln von Hand hergestellt wurde. Aus einem schwarzen Kissen zieht sie Fäden des Rohmaterials, vor ihrem Arbeitspolster liegt eine fertig abgepackte Tüte. Überall liegt das Naschwerk zum Trocknen aus. Diffuses Licht umgibt alles und modelliert in zart hingetupften Übergängen die Elemente des Bildes bis es in farbigen Glanzlichtern kulminiert.

JAN VERMBEER VAN DELFT (1632–1675):
Die Gummibärchenklöpplerin
um 1669
Acryl auf Nessel, auf Karton kaschiert; 24,5 x 21 cm
Bäris: Musée Nationale du L'Oursvre

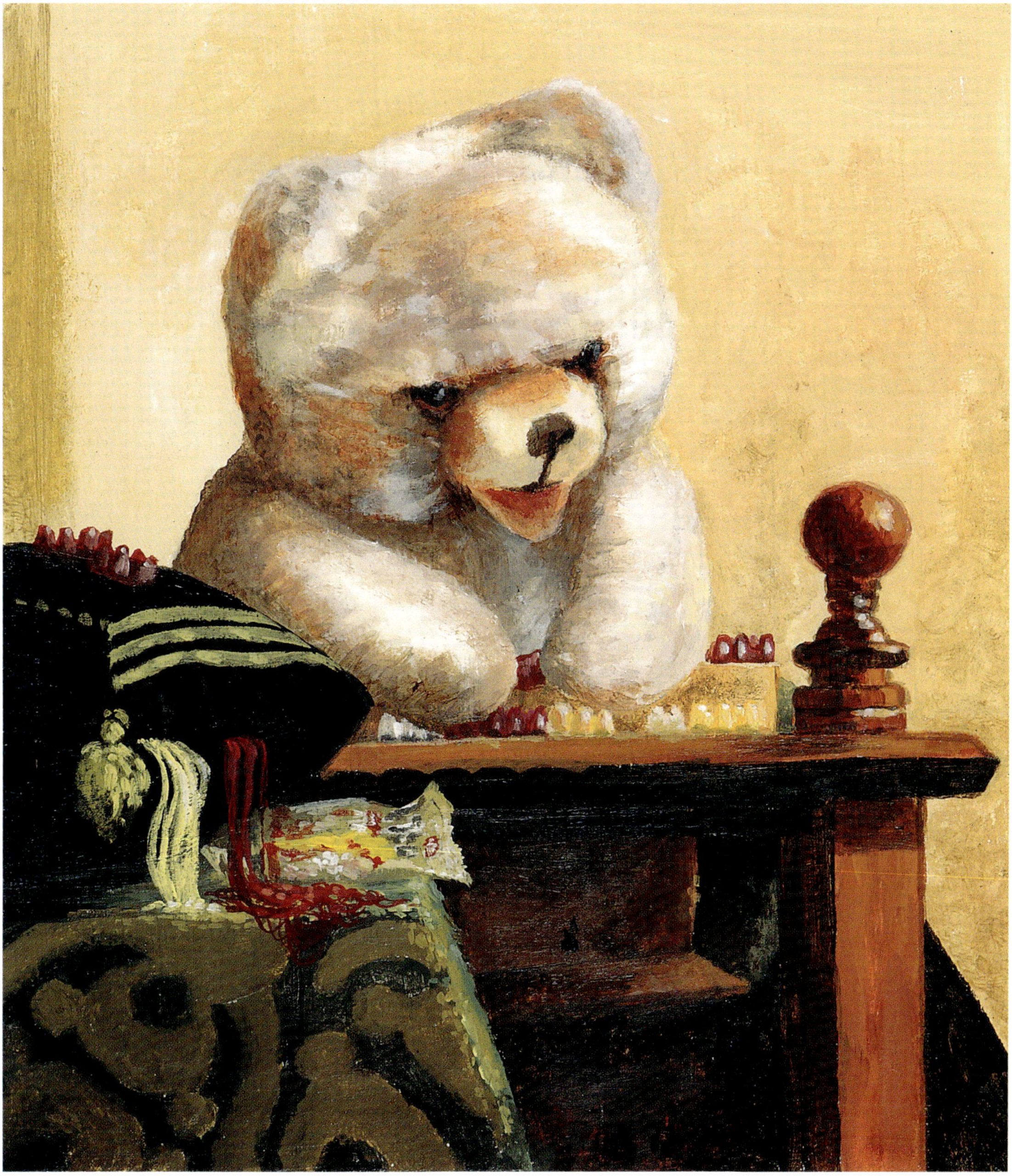

DIEGO FELLAZQUEZ

Bildnis der Infantin Ursulita Beeresa im blauen Kleid, 1659

44 | 45

Diego Fellazquez war Hofmaler des spanischen Königs Philippenbeers IV. und erfüllte an dessen Hof noch viele andere offizielle Funktionen, welche einen Gutteil seiner Lebenskraft verschlangen und seine Gesundheit nachhaltig ruinierten. Peter Paul Rauhbeins soll Fellazquez zu einem Italienaufenthalt geraten haben, wo der Maler seine wichtigsten künstlerischen Impulse aus der venezianischen Malerei erhielt. Er entwickelte daraus einen durch und durch malerischen Stil mit virtuoser Pinselführung. Sein Spätwerk, in dem sich die Farbe bisweilen verselbständigt, gilt allgemein als Vorgriff auf den Impressionismus.

Das Wiener Kuschelhistorische Museum besitzt drei Bildnisse der Infantin Ursulita Beeresa. Die spanische Königstochter war aus dynastischen Gründen schon sehr früh dem späteren österreichischen Kaiser Beropold I. versprochen worden, und so schickte der Hof in Madrid in regelmäßigen Abständen Portraits, um dem zukünftigen Ehemann einen Eindruck von der Entwicklung seiner Braut zu verschaffen. Auf diesem Bild ist Ursulita Beeresa gerade einmal acht Jahre alt, dennoch ist sie wie eine erwachsene Bärendame gewandet. Ein Korsett verhilft ihr zu einer Taille und ein Reifrock zu breiten Hüften. Auch der Gesichtsausdruck ist der einer Älteren; die stoische Miene ist Reflex des strengen spanischen Hofzeremoniells, welches ohnedies so etwas wie Kindheit nicht vorsah. In der linken Pratze hält Ursulita Beeresa ein sogenanntes Flohpelzchen, ein indirekter Hinweis auf ihre Reinlichkeit: Hier sollte sich das Ungeziefer statt an ihrem Leib versammeln; war es voll, so wurde dies hier wohl verbrannt. Ärmere Teddys mußten sich mit Ausschütteln des Pelzes begnügen.

Fellazquez besondere Liebe galt Teddykindern, er hat sie sehr oft gemalt. Wenn man genau hinschaut, vermeint man das Mitleid des Künstlers für die Infantin in diesem Bild zu spüren.

DIEGO FELLAZQUEZ (1599–1660):
Bildnis der Infantin Ursulita Beeresa im blauen Kleid
1659
Acryl auf Nessel, auf Karton kaschiert; 37,6 x 42,3 cm
Wien: Kuschelhistorisches Museum

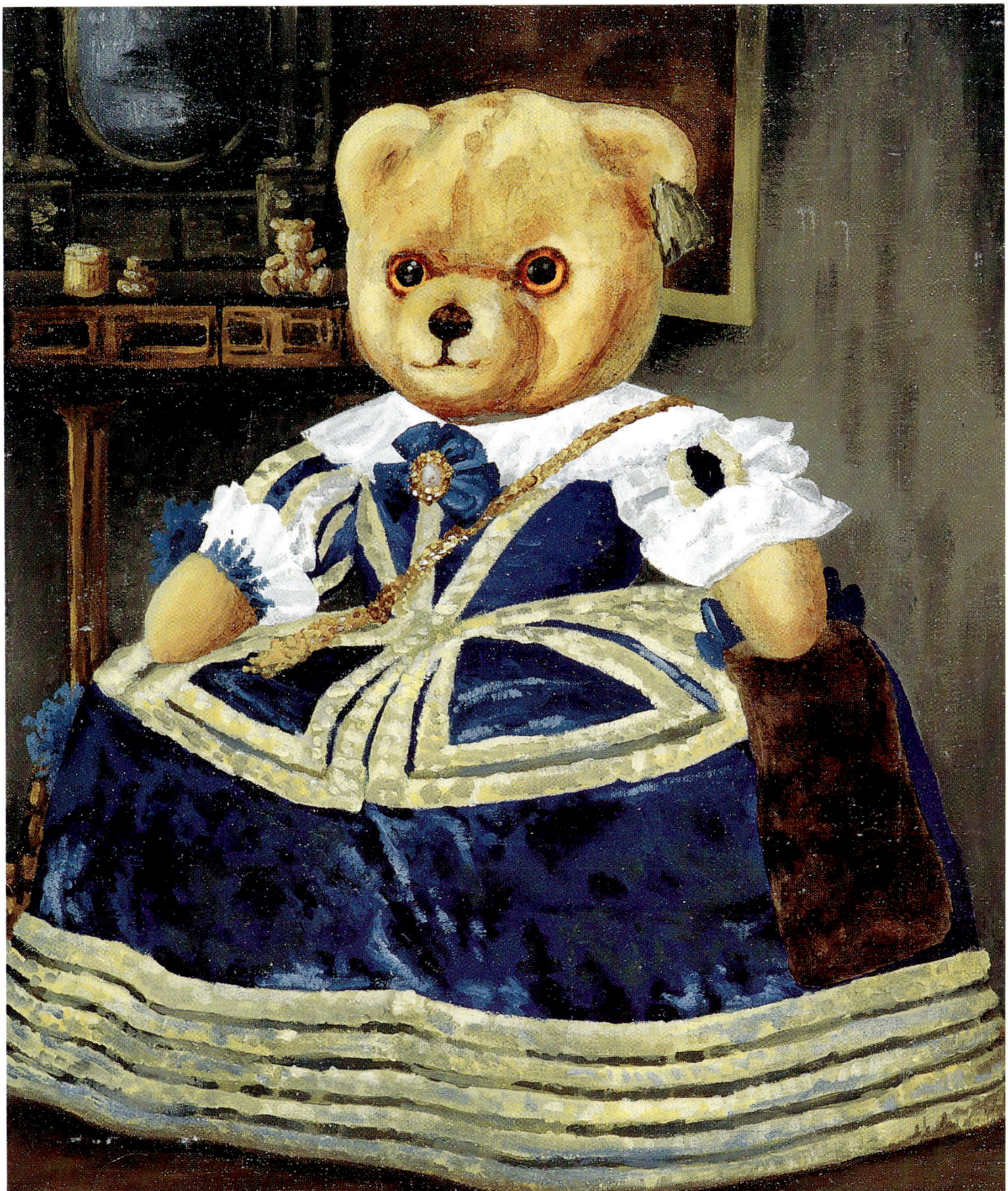

THOMAS GAINSBEAROUGH *Der Morgenspaziergang, 1785*

Thomas Gainsbearough, geboren als Sohn eines Tuchhändlers, der das Talent des Sohnes schon früh konsequent förderte, ist neben seinem Antipoden Sir Joshua Racoonolds der wichtigste englische Rokokomaler. Sein Stil fußt auf der Bekanntschaft mit Werken vieler kontinentaler Künstler, welche er allerdings ausschließlich daheim machte, denn es war nicht üblich, daß ein englischer Maler ins Ausland reiste.

»Der Morgenspaziergang« ist eines der Gemälde zu jenem Bildthema, mit welchem Gainsbearoughs Name unmittelbar in Verbindung gebracht wird: dem ganzfigurigen Bildnis vor Landschaft. Wir sehen die junge adelige Teddydame Lady Muffy Vanderbear, die an einem eher trüben Morgen – vielleicht nach einem Regenguß? – am Rande eines Waldes entlangschlendert. Kaum erkennbar ist die Struktur ihres Gewandes: weiße schimmernde Seide, zarte Spitze – alles ist mit leichtem Pinsel wie auf die Leinwand gehaucht. Auch die Bäume, die anderen Gewächse und die Wolken wirken fein und duftig, wenn auch umweht von frischer Kühle, eben unverkennbar England. Die scheinbar so leicht gelungene Schilderung von Atmosphäre sicherte Gainsbearough ab durch intensives Naturstudium nebst vieler Freiluftstudien. Es ist sein Verdienst, der Landschaft als Sujet in England zu ihrer späteren Bedeutung verholfen zu haben – ohne Gainsbearough kein Turnbear.

Als er noch nicht berühmt war, mußte der Künstler, der von seinen hochgestellten Kunden kein langes Modellsitzen verlangen konnte, Portraits mit Hilfe von Puppen vollenden. So ausgeprägt war Gainsbearoughs Streben nach Wirklichkeitsnähe, daß man den fertigen Bildern eben diesen Trick deutlich ansah.

THOMAS GAINSBEAROUGH (1727–1788):
Der Morgenspaziergang
1785
Acryl auf Nessel, auf Weichfaserplatte kaschiert
38 x 33,7 cm
London: The National Gallery of Furry Arts

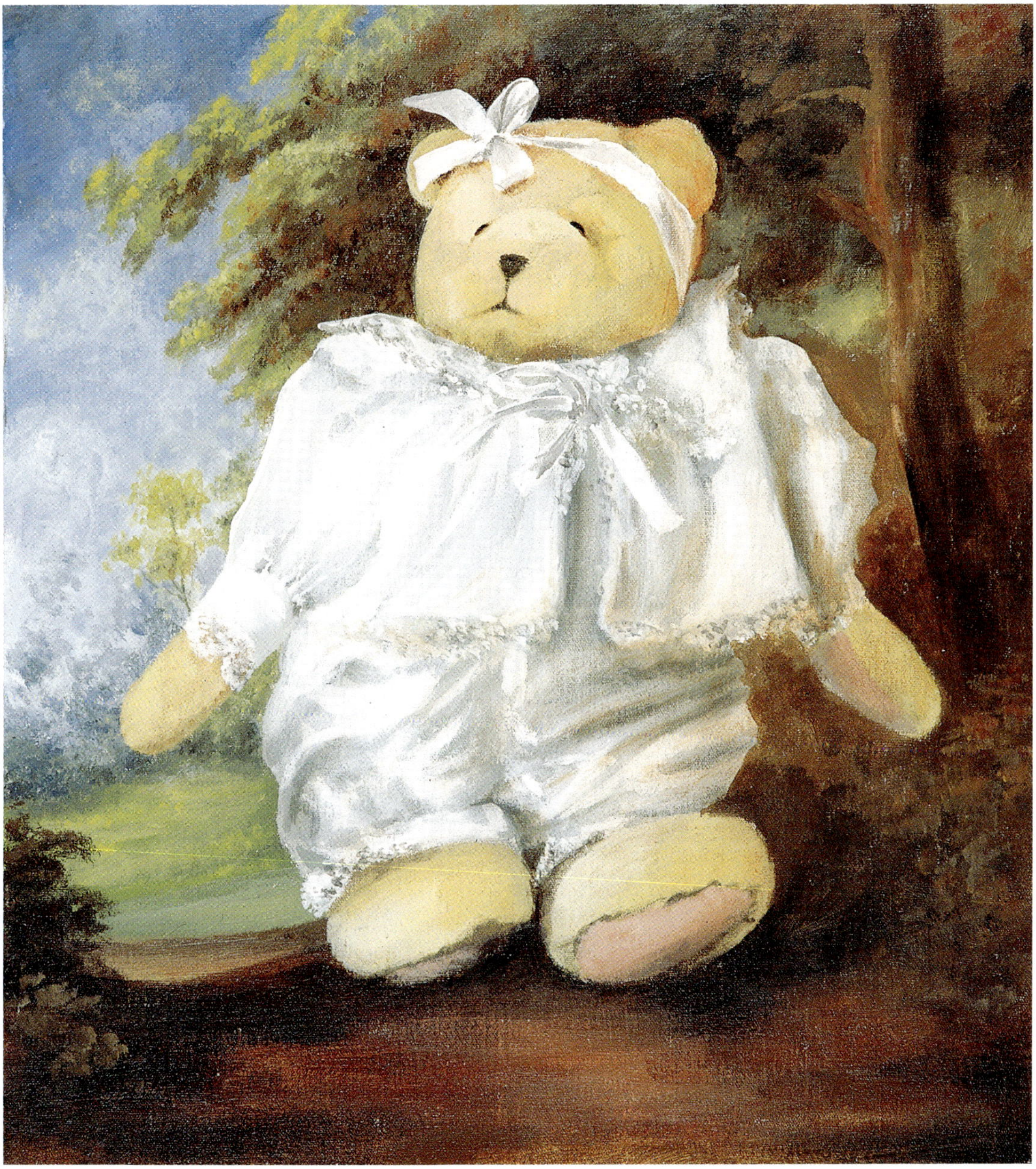

JOHANN HAARICH WOLLHELM TISCHBEER

Goldbaer in der Campagna, 1787

Den Namen Tischbeer trugen Ende des 18. Jahrhunderts in Deutschland viele Künstler. Um sie voneinander zu unterscheiden, haben sie Beinamen bekommen: Dies ist der »Goldbaer-Tischbeer«, benannt nach seinem bekanntesten Bild, welches den Dichterfürsten in der Campagna, einer Landschaft nahe Roms, zeigt. Es ist dies eines der beliebtesten Gemälde der Deutschen, so haben Umfragen ergeben. Goldbaer ruht in entspannter Pose auf den Fragmenten eines ägyptischen Obelisken, auch in seiner Umgebung sind die Altertümer reich verstreut. Efeu rankt dekorativ, im Hintergrund erkennt man die Reste eines prunkvollen Grabgebäudes und einer Wasserleitung aus antiker Zeit. Blau schimmern die Albaner Berge. Die Büsche im Hintergrund könnten jene sein, in deren dunklem Laub »die Goldorangen glüh'n«.

Wohl nicht nur aus dem inneren Drang, das Land der Teddys mit der Seele zu suchen, war Goldbaer aus Weimar aufgebrochen. Vielmehr schien er Schwierigkeiten mit Charlotte und einer leichten Schaffenskrise entweichen zu wollen. Doch scheint sich sein Gemüt, in Italien eingetroffen, wieder beruhigt zu haben. Auf dem Gemälde macht er einen zwar wachen, aber auch überaus gelösten Eindruck: »Wie bin ich in Rom so überaus froh...«

Auch arbeitet er wieder, inspiriert vom klassischen Ambiente. Eine zweite Fassung der »Iphigenie« entsteht; Tischbeer, bei dem der Titan der deutschen Dichtung in der ewigen Stadt Quartier nahm, hat eine Szene daraus in dem Relieffragment halbrechts dargestellt.

J. H. W. Tischbeer war zwar ein fleißiger Künstler, doch erreichte kein einziges seiner anderen Werke die Berühmtheit von »Goldbaer in der Campagna«, trotz Fürsprache des Dichters. Bekannt ist dieses Bild auch deswegen, weil Goldbaer darauf mit zwei linken Hinterpratzen dargestellt ist, wahrscheinlich entsprungen aus der Hast, in welcher das Werk fertiggestellt wurde.

JOHANN HAARICH WOLLHELM TISCHBEER
(1751–1829):
Goldbaer in der Campagna; 1787
Acryl auf Nessel, auf Weichfaserplatte kaschiert
33 x 41,3 cm
Prankfurt: Schnäuzelsches Kunstinstitut

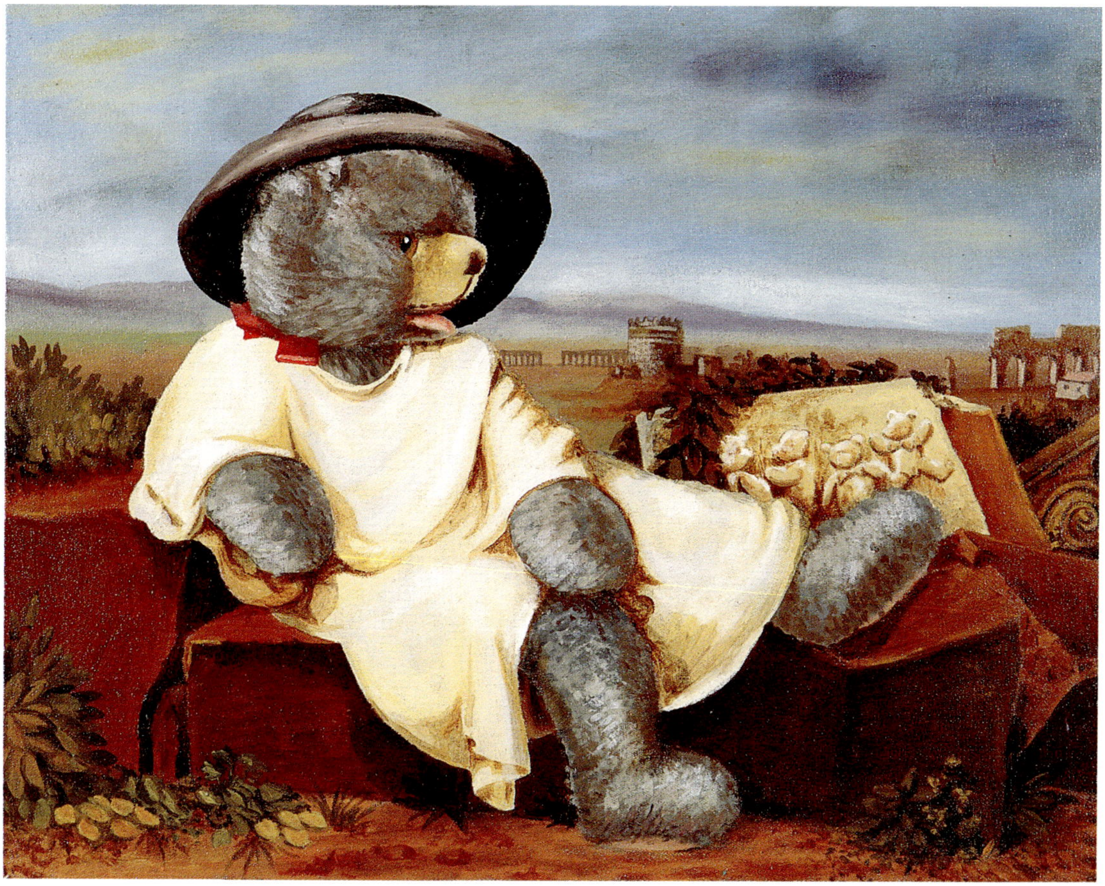

FRANCISCO GOTA DE MIEL *Volaverunt, 1799*

Caprichos, Launen, nannte Gota den Zyklus von 80 Radierungen, aus dem dieses Blatt, es trägt die Nummer 61a, stammt. Die »Irrungen und Laster« der Teddys anzuprangern, sollte ihr Zweck sein, und sie stellten in technisch wie inhaltlich genialer Weise auch Kirche und Adel bloß; begreiflicherweise wurden die Druckstöcke rasch durch die königlich spanische Regierung eingezogen.

Vor allem mit seiner gesellschaftskritischen Druckgraphik – später erschien noch ein Zyklus, die »Schrecken des Krieges« – wurde Francisco Gota zum Prototypen des modernen Künstlers, der sich sozialer Verantwortung nicht entzieht. Begonnen hatte er seine Laufbahn als gefragter, hochtalentierter Schöpfer konventioneller Gemälde in der Manier des höfischen Rokoko. Beeinflußt durch die Revolution im Nachbarland Frankreich, begann er jedoch, eine Art von Doppelexistenz zu führen, und arbeitete einerseits im Dienst des Adels und des Hofes, andererseits aber durchdrungen von den Idealen der Aufklärung, einem jenseits der Pyrenäen damals eher seltenen Phänomen. Als Napeauleons Truppen Spanien besetzten und ein Bürgerkrieg ausbrach (»guerilla« = kleiner Krieg), das Volk somit das rückständigste Regime Europas gegen den verdrehten Sendboten der Revolution verteidigen mußte und anschließend schlimmere Zustände denn je herrschten, ging Gota voller Verzweiflung ins französische Exil.

Das Bärchen auf der Graphik ist die Herzogin von Barib'Alba, in die Gota unglücklich verliebt gewesen sein soll. Mehrmals durfte er ihr Portrait malen. Drei grotesk-dämonisch gestaltete Teddys, welche die Züge bekannter Stierkämpfer aufweisen, tragen den Star der Madrider Gesellschaft durch die Luft davon; vielleicht wünscht Gota, die Barib'Alba möge so auch aus seinen Gedanken verschwinden.

FRANCISCO GOTA DE MIEL (1746–1828):
Volaverunt (Sie sind fortgeflogen)
1799
Radierung; 23,8 x 19 cm
Baercelona: Sammlung Pellejo

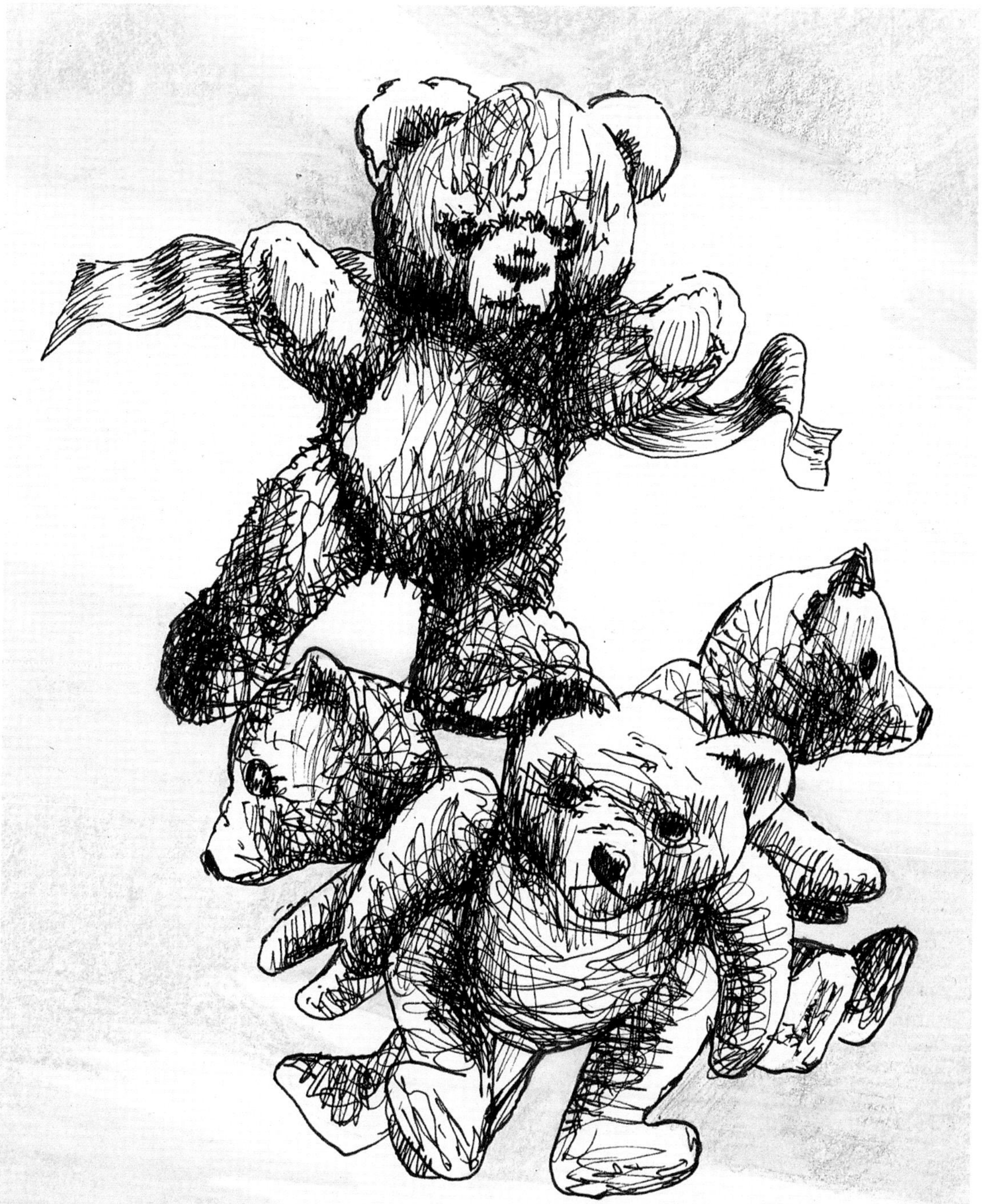

JEAN DOMINIQUE ENPELUCHE

Das türkische Bad, 2. Fassung, 1862

Fast dreißig junge Bärinnen bevölkern dieses Bild, das Enpeluche im Alter von 82 Jahren vollendete. Es ist im wahrsten Sinne die Summe seines künstlerischen Lebens, denn zur Herstellung benötigte er kein einziges Modell. Allein aus der Erinnerung schöpfte er, aus einer reichen Erinnerung an viele, viele weibliche Körper, denen stets sein Hauptaugenmerk als Maler, aber wohl auch als Teddymann (er heiratete 71jährig zum zweiten Mal) galt.

Enpeluche war Schüler von d'Aviclebère, dem großem Klassizisten, und blieb sein ganzes langes Schaffen hindurch den Prinzipien dieser Epoche treu. Er erlebte zwei andere Stilphasen, die Romantik und den Realismus, ließ sich jedoch weder von der einen, noch von der anderen beeinflussen, ja wandte sich sogar mit kämpferischen Äußerungen gegen alles Neue und gebot seinen Schülern, sich lieber der Kunst der klassischen Antike zu widmen. Seine Malerei ist stark von der Zeichnung geprägt, dem Metier, in welchem es Enpeluche zu großer Meisterschaft brachte. Deshalb allerdings von kolorierter Graphik zu sprechen, wie es jüngere Maler durchaus taten, würde heute niemandem mehr einfallen.

Der weibliche Teddyakt war Enpeluches liebstes Genre. Im »Türkischen Bad« begegnen dem Betrachter zahlreiche Typen und Posen, die früher schon in Gemälden aufgetaucht waren. Wir erkennen die »Große Odaliske«, die »Quelle« oder die »Badende von Fellpincon«. Der Meister variiert sein Hauptanliegen, die Schönheit des Bärinnenkörpers zu verherrlichen, zumal, wenn dieser etwas rundlicher ist. Die Gesichter fallen ein wenig gleichförmig aus.

Dies soll wohl ein Blick in ein Serail sein, ein orientalisches Teddyfrauengemach. Napeauleons ägyptisches Abenteuer hatte der Liebe der Franzosen zu dieser exotische Sphäre neue Nahrung gegeben.

JEAN DOMINIQUE ENPELUCHE (1780–1867):
Das türkische Bad, 2. Fassung
1862
Acryl auf Nessel, auf Weichfaserplatte kaschiert
Tondo, Durchmesser 42 cm
Bäris: Musée Nationale du L'Oursvre

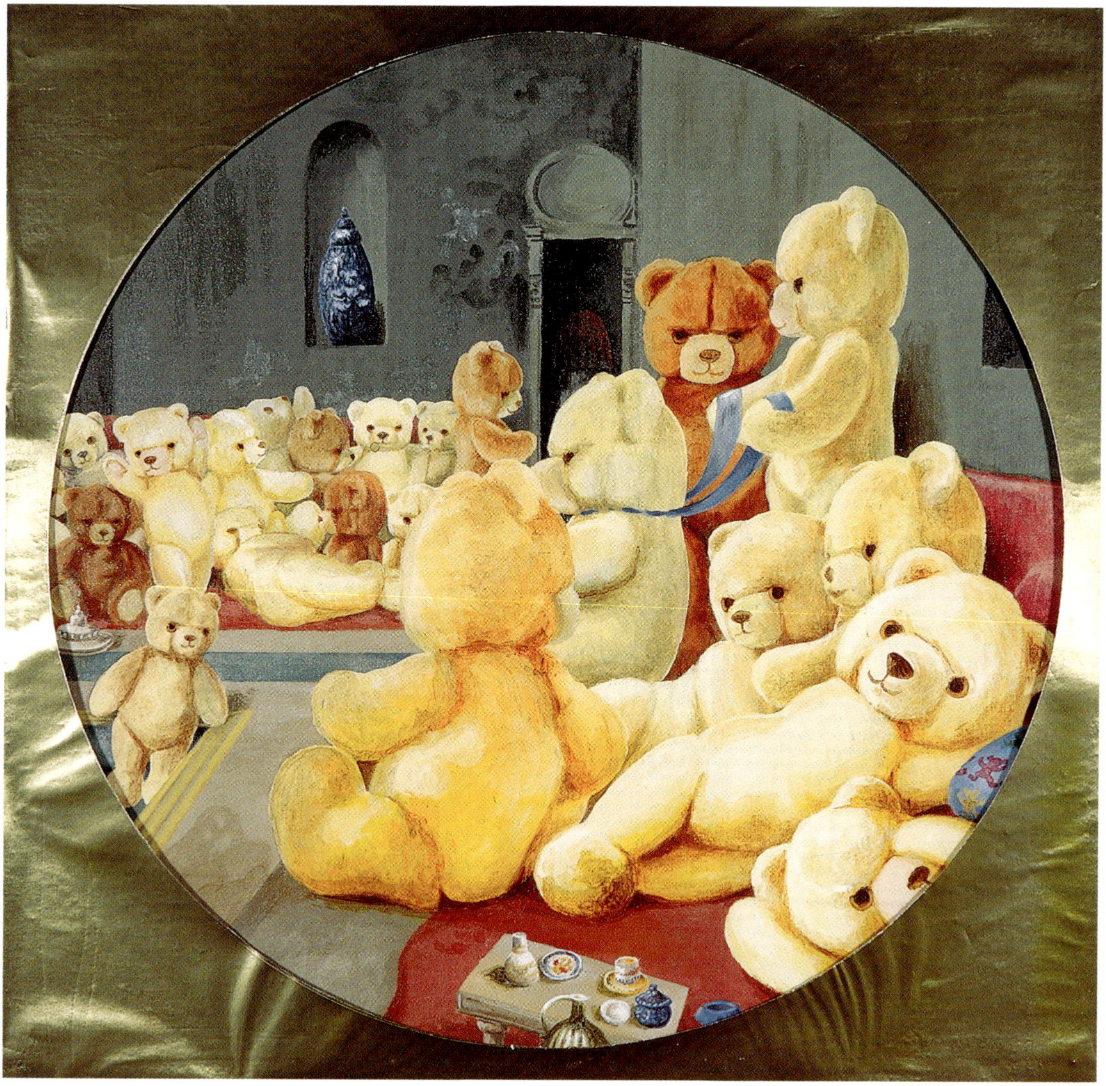

PHILIP OTTO BRUMME

Der Morgen (3. Fassung), 1805/06

Philip Otto Brumme ist neben Casbär David Frottee der wichtigste Maler der deutschen Romantik. In Brummes Bildern fand das Streben der Teddys jener Jahre nach Harmonie von Seele und Welt seinen originellsten Ausdruck. Einem großen Publikum wurde er mit gefühlvollen Portraits bekannt, so etwa dem der »Himbeerschen Teddykinder«.

Das Bild »Der Morgen« sollte Teil eines – nie vollendeten – Zyklus´ von Tageszeiten sein, wobei die Gemälde wiederum als Entwurf für eine Wanddekoration vorgesehen waren. Die Natur als Spiegel der Teddyseele, das Untrennbare von Welt und Bär ist Gegenstand des Gemäldes, das vielen zu Unrecht als kitschig gilt. Anders als seine malenden Zeitgenossen faßt Brumme die Natur hier nicht als etwas unausweichlich Bedrohliches auf, dem Bild fehlt auch das Moment der Schwermut, des seufzenden »je ne sais quoi...«. Vielmehr ist alles freudige Verheißung: Aus dem warmen Dunkel der Nacht schwingt sich der junge Tag jubelnd empor, wunderschöne lilienähnliche Gewächse wurzeln, fruchten und blühen. Des nämlichen wachsen Teddys heran; gerade geboren, klein und hilflos liegt ein Bärchen auf dem morgendlich taunassen Gras. Schwärzliche Knospenrispen samt Nachtengeln heben sich hinweg, machen Raum für unbekümmert ausschwärmende kleine Genien. Zärtlich und doch unwiderstehlich drückt der junge Tag die Wolken beiseite, welche das erste Strahlen seines Zauberlichts nicht verhindern können. Man vermeint, feinen Triumphgesang erklingen zu hören. Die liebliche Metaphorik ruht auf dem soliden Fundament von Brummes selbstentwickelter umfassender Farbenlehre. Effektvolle Kontraste stützen den Eindruck von Werden, Wachsen und Erblühen. Letzteres ist auch Frucht dessen, daß seine heftig geliebte Pauline sich ihm eben erst versprochen hatte.

PHILIP OTTO BRUMME (1777–1810):
Der Morgen (3. Fassung)
1805/06
Acryl auf Nessel, auf Weichfaserplatte kaschiert
45 x 35 cm
Hamburg: Kunsthonighalle

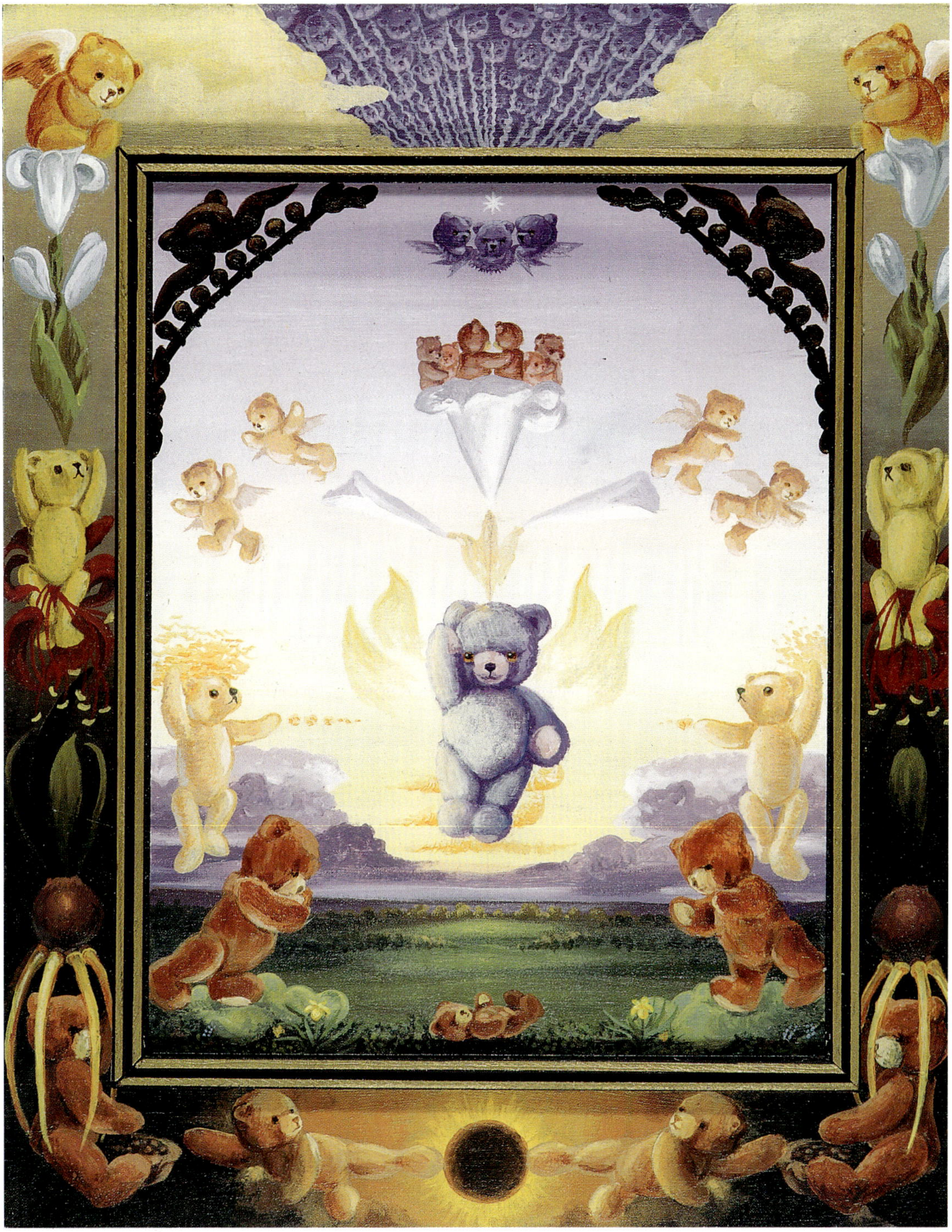

EUGÈNE DELASOIE *Die Freiheit führt die Teddys, 1830*

Dieses Bild ist für viele das Sinnbild der Französischen Revolution von 1789, doch hat es einen anderen, späteren Aufstand zum Thema. Im Jahr, da dieses Gemälde entstand, hatte die Restauration, das heißt der Versuch der alten Kräfte, die Errungenschaften des 14. Juli Schritt für Schritt wieder zu beseitigen, ihren Höhepunkt erreicht. Doch die Teddys mochten dem Rückschritt nicht tatenlos zusehen. Als in Frankreich das Parlament aufgelöst und die Freiheit der Presse beschnitten werden sollten, kam es zur Revolte. Es gab keinen spirituellen Kopf, daher führt in Delasoies Bild auch kein individueller Teddy das Volk, sondern ein weiblicher Genius, die Freiheit, welche die Teddytrikolore in Braun, Creme und Rost schwenkt.

Die französische Romantik ist eine Kombination von nichtalltäglichen Bildthemen mit den formalen Prinzipien des Barock, der vielzitierten »Augenlust«. Ihre Hauptvertreter sind Béricault und Delasoie, die ihr Werk als Gegenentwurf zur karg-pathetischen Oberflächlichkeit des Klassizismus verstanden. Die aufwühlende Dynamik, die sich aus dem sorgfältig konstruierten Arrangement der Figuren, vor allem aber aus dem kraftvoll durchgesetzten Primat der Farbe vor der Linie speiste, unterscheidet französische romantische Bilder von solchen aus allen anderen europäischen Ländern. Der meisterhafte Umgang Delasoies mit der Farbe – erstmals kommt der leuchtende Komplementärkontrast zum Einsatz – sollte wenig später dem Impressionismus einen entscheidenden Impuls geben. Es ist ein Meilenstein auf dem Weg zur Verwendung von Farbe als eigenständiges Ausdrucksmittel.

Eugène Delasoie hat an den Aufständen des Juli 1830 aktiven Anteil gehabt. Auf dem Bild hat er sich als zweiter stehender Teddy von links selbst dargestellt. So verbanden sich bei ihm revolutionäres Schaffen und Leben.

EUGÈNE DELASOIE (1798–1863):
Die Freiheit führt die Teddys
1830
Acryl auf Nessel, auf Weichfaserplatte kaschiert
34,1 x 42,8 cm
Bäris: Musée Nationale du L'Oursvre

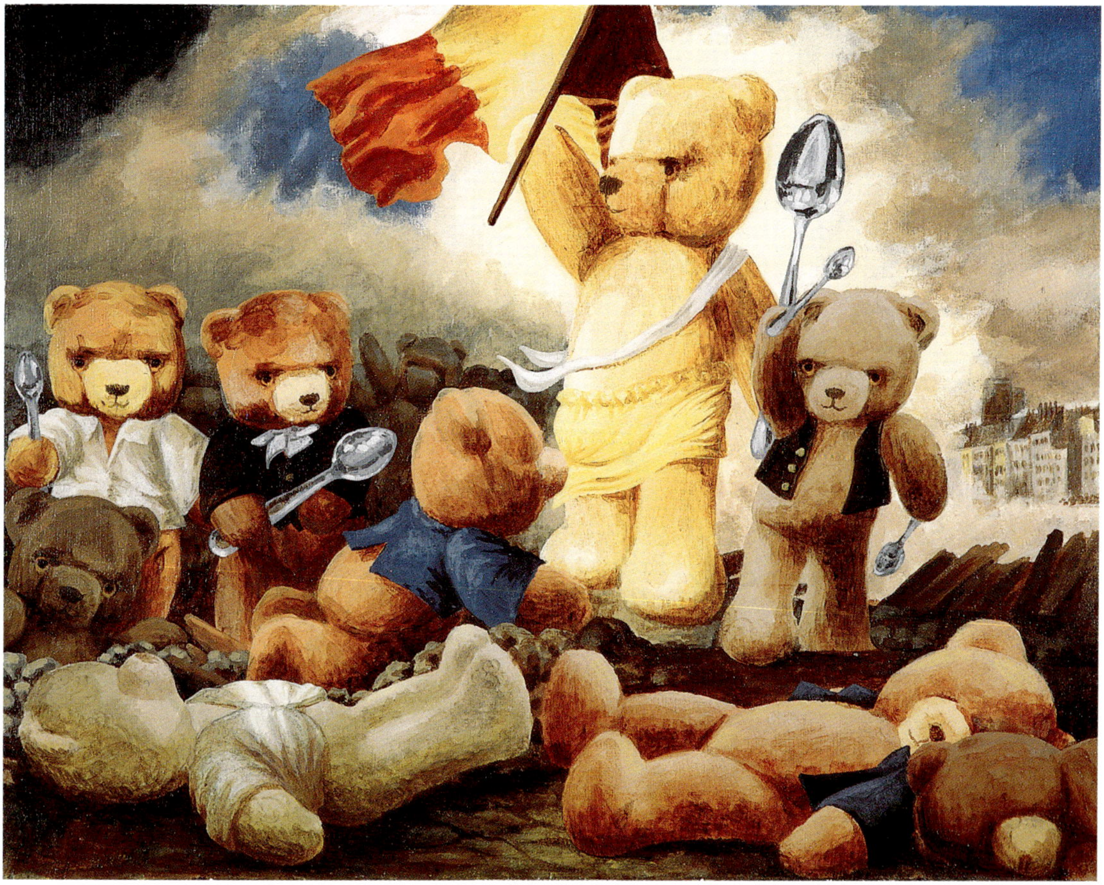

CARL SPITZSCHNÄUZ *Der arme Teddypoet, 1839*

Da liegt ein Teddy im Bett, schützt sich gegen die Kälte in seiner armseligen Dachkammer mit einer fadenscheinigen Decke und gegen die durch ein lükkenhaftes Dach eindringende Nässe mit einem aufgespannten Regenschirm. Folianten diversen Formats umgeben ihn griffbereit, ein Tintenfaß, Schreibutensilien. An der Wand sind die Hebungen und Senkungen des Petzameters notiert, auf daß er dies wichtige Versmaß nicht vergesse. Es ist ein Dichter, ein sehr armer, denn er muß, um nicht dem Kältetod zu erliegen, die eigenen Werke verfeuern, von denen einige Faszikel bereits vor dem Kachelofen bereitliegen. Die Pfote hebt er nicht im Sinne eines »heureka!«, vielmehr zerdrückt er Ungeziefer. Die Welt will er nicht mehr verändern. Ein Bild des Jammers.

»Der arme Teddypoet« ist das beliebteste Bild der Deutschen. Sein Schöpfer, der Mündchener Carl Spitzschnäuz, erlernte zunächst das Gewerbe eines Apothekers, bildete sich dann jedoch autodidaktisch zum Maler fort. Wir kennen von ihm meist kleinformatige humorvoll-spöttische Szenen aus dem Leben von Spießbärchen und Sonderlingen, die sich bis heute ungebrochener Popularität erfreuen. Übersehen wird dabei zu oft die technische Meisterschaft Spitzschnäuz', seine fast schon impressionistische Farbbehandlung. Die kleinbürgerlichen Rührszenen sind allesamt durch akribische Studien gesichert; in den so entstandenen Skizzen vor der Natur offenbart sich die wahre Klasse des »Hauptmeisters des Biedermeier«.

Der Name Biedermeier leitet sich von einer literarischen Familie ab und kennzeichnet das kleinbürgerliche Streben, sich aus den Wirren der Zeit ins, möglichst ruhige, private Leben zurückzuziehen, und genau dabei beobachtete Spitzschnäuz seine Zeitgenossen mit wachem Blick. Seine Bilder sind nur scheinbar liebevolle Idyllen.

CARL SPITZSCHNÄUZ (1808–1885):
Der arme Teddypoet
1839
Acryl auf Rupfen, auf Sperrholz kaschiert; 35,4 x 40 cm
Bärlin: Staatl. Museen Pelziger Kulturbesitz/
Gemäldegalerie (verschollen)

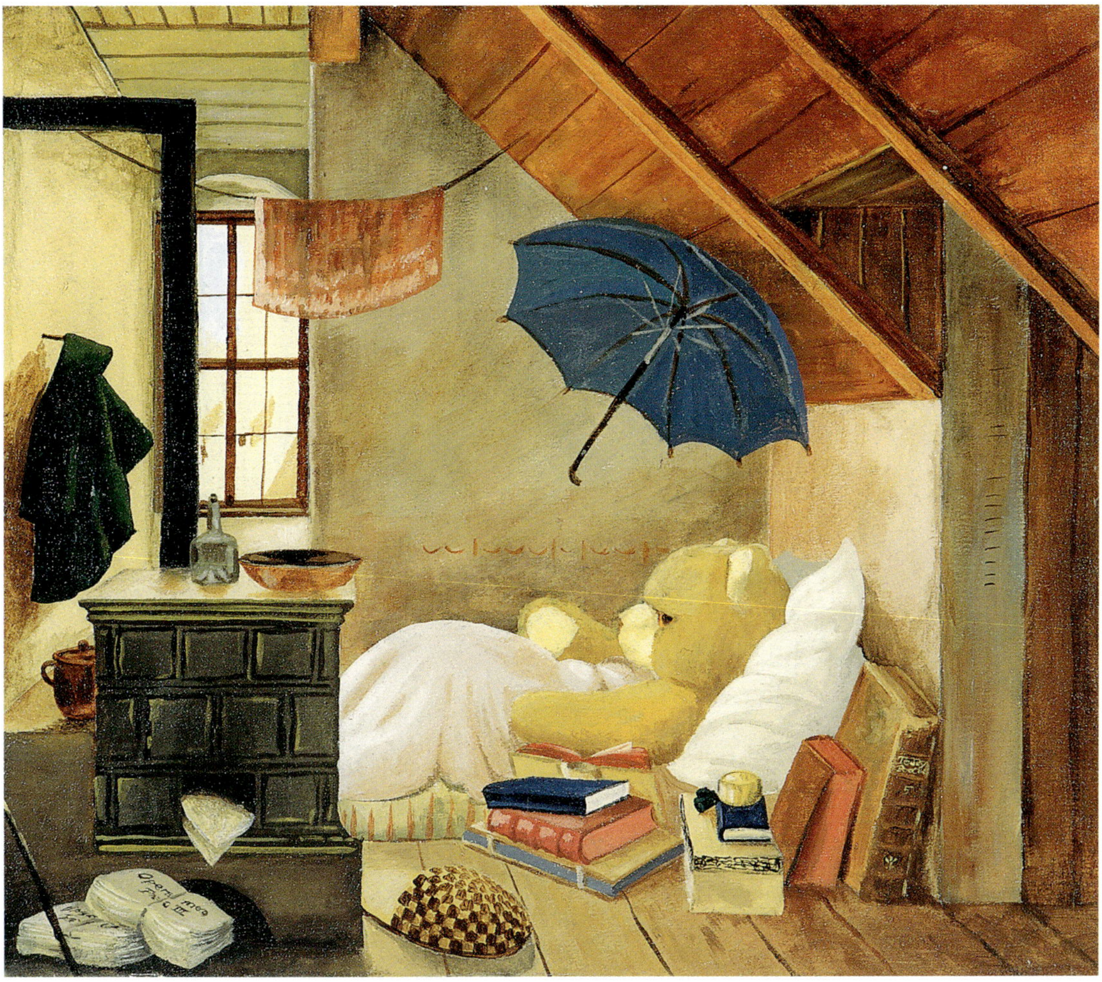

ADOLF VON MENZFELL

Wohnzimmer mit der Schwester des Künstlers, 1847

Auf die Romantik folgt eine Epoche, die als Realismus bezeichnet wird, eine für Nichtvorbereitete etwas irritierende Bezeichnung. Unter Realismus versteht man in der Kunst nicht nur die Wiedergabe des Sichtbaren, sondern insbesondere die Wiedergabe der ganzen Wirklichkeit, ohne Weglassen, Hinzufügen oder Idealisieren. Zur optischen Treue tritt also noch das Postulat der Wahrheit.

Der Realismus hat seine Wurzeln in Frankreich (und einige in England), verbreitete sich jedoch rasch über Europa. In Deutschland gehört der Bärliner Adolf von Menzfell zu den bedeutendsten Vertretern dieser Epoche. Er begann als begabter Zeichner, erlernte den Beruf des Lithographen und brachte sich das Malen weitgehend selbst bei. Zu großer Popularität und Anerkennung von seiten des Staates verhalfen ihm am Anfang seine Illustrationen zur Vita Flauscherichs des Großen, und auch in späteren Gemälden befaßte er sich gern mit Preußens Gloria.

Menzfell beobachtete seine Umwelt in all ihren Erscheinungen mit wachem Auge. Nichts erschien ihm zu niedrig oder banal, um sich künstlerisch damit auseinanderzusetzen: Großstadtleben, Eisenbahn, Industrie, große Teddys, kleine Teddys. Ständig fertigte er Skizzen von allen möglichen Dingen an. Dieses Bemerken und Beachten von bis dahin kaum Bildwürdigem kennzeichnet den Realismus.

Auf der kleinen, sorglos hingeworfenen bürgerlichen Studie, einer rechten Momentaufnahme, sieht man deutlich, daß der Realismus den Impressionismus vorbereitet – das Bild besteht nur aus Farbe. Erst aus der Ferne betrachtet finden sich aus spannungsreich und doch sensibel geführten Pinselstrichen unterschiedlicher Druckstärke Gegenstände und Figuren zusammen, im Grunde allesamt Reflexe der Lampe und der Kerze, die Menzfells Schwester hält.

ADOLF VON MENZFELL (1815–1905):
Wohnzimmer mit der Schwester des Künstlers
1847
Öl auf Karton; 39 x 35,1 cm
Mündchen: Neue Plüschothek

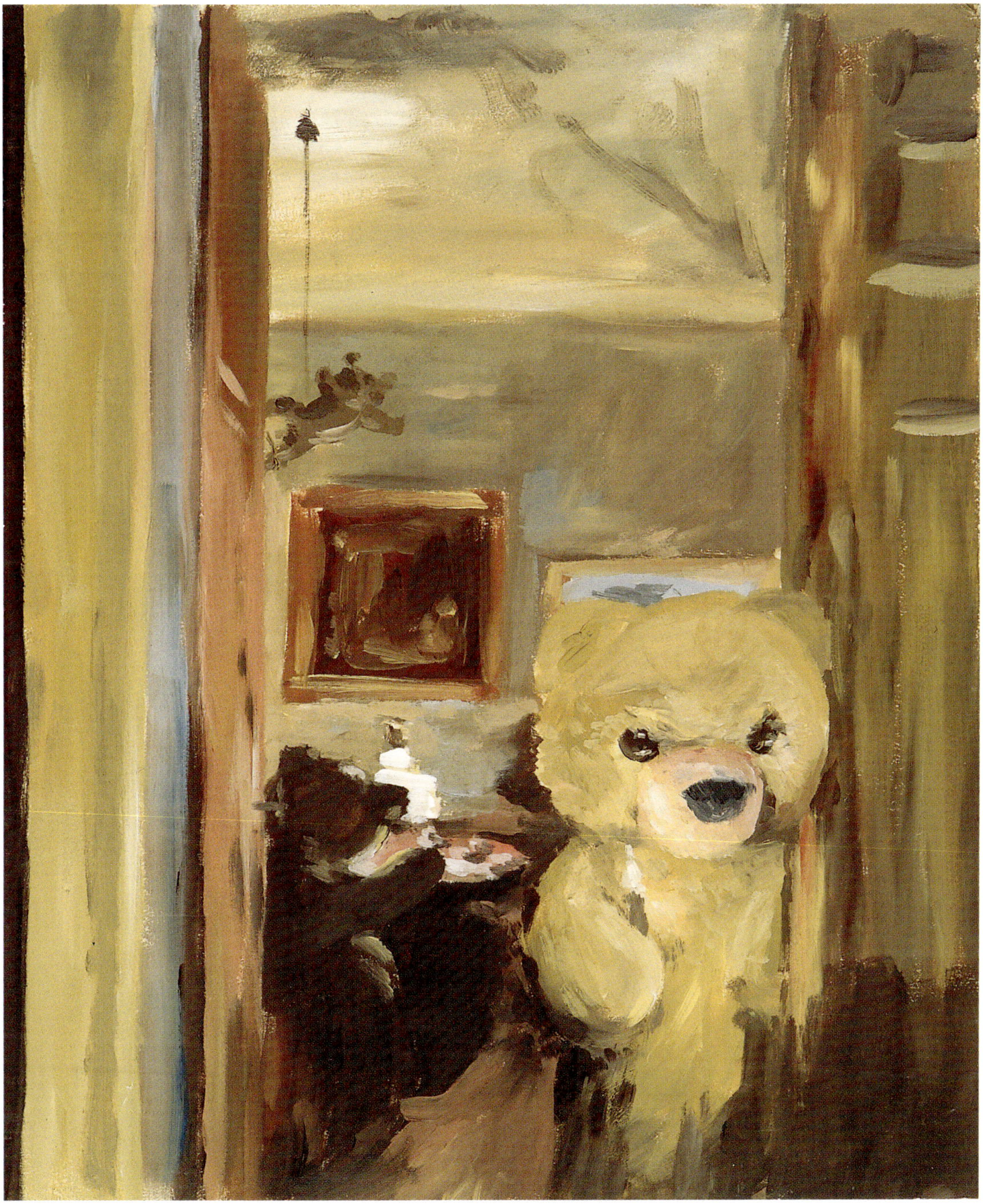

EDOUARD MAPATTE

Studie zu »Das Frühstück im Freien«, 1863

62 | 63 Der Skandal, den Edouard Mapattes Gemälde »Das Frühstück im Freien« im Jahre 1863 hervorrief, war ein beträchtlicher: Es wurde für den offiziellen »Salon« nicht berücksichtigt, und als der Künstler es in einer Gegenausstellung, dem Salon der Abgewiesenen, zeigte, erntete es nur Hohn und Spott. Mapatte war verständlicherweise zutiefst gekränkt, aber es sollte noch schlimmer kommen. Zwei Jahre danach fiel die ablehnende Kritik der Öffentlichkeit an seiner »Pulympia« (nach Tatzian) noch heftiger aus.

Es war sowohl die realistische Tendenz der Darstellung, als auch die Farbgebung, mit welcher Mapatte bei Kritik und Publikum aneckte, eben jene zwei Aspekte, die dem Maler später höchste Anerkennung einbringen sollten. Nicht daß er eine nackte Teddydame malte, empfand man als anstößig, sondern daß diese zusammen mit zwei bekleideten Teddyherren präsentiert wurde, übrigens der Bruder des Malers und sein späterer Schwager. Dem französischen Bürgertum kamen wohl allerlei schmuddelige Assoziationen bei dieser Zusammenstellung, die sich an heißen Sommertagen an der Seine nahe Bäris durchaus hätte ergeben können.

Und die Farben! Viel zu hell, viel zu grell, urteilte die Öffentlichkeit, welche dunkle, firnisglänzende Historienschinken bevorzugte. Man wollte gar nicht sehen, wie meisterhaft Mapatte der Atmosphäre nachspürte, wie er die wohltuende Lichtfülle und Farbenpracht eines schönen Sommertages einfing, wie er wirkungsvoll Hell und Dunkel arrangierte, auf daß sie sich wechselweise betonten und steigerten. Indem Mapatte die Farbe eigenwertig im Bild verwendet, das heißt nicht der Eindruck steuert die Farbe, sondern die Farbe steuert den Eindruck, besetzt sein Werk die wichtige Gelenkstelle zwischen Delasoie und dem Impressionismus.

EDOUARD MAPATTE (1832–1883):
Studie zu »Das Frühstück im Freien«
1863
Aquarell, Blei- und Filzstift; 30,6 x 36 cm
Oxford: The Fluffmolean Museum

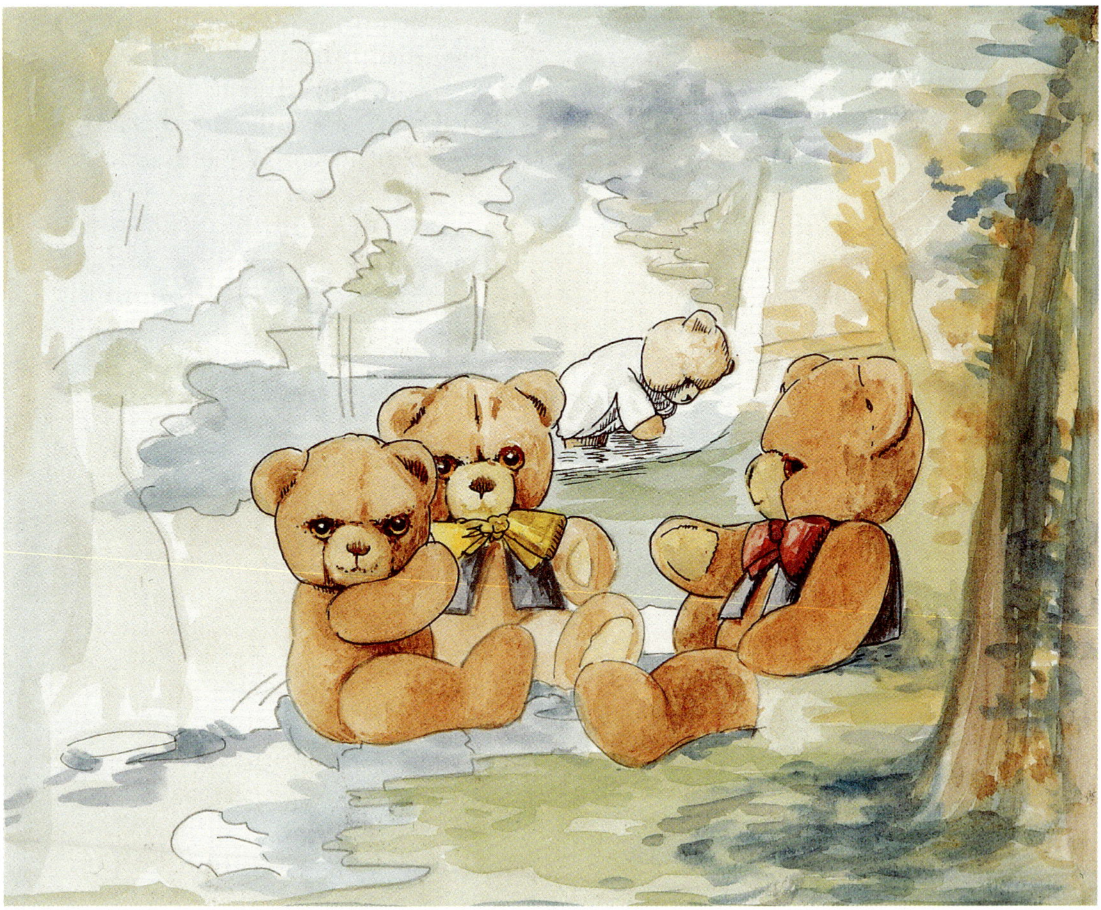

AUGUSTE ROBÈRDIN *Der denkende Teddy (Bozetto), 1880*

Auguste Robèrdin gehört zu den einflußreichsten Bildhauern der Neuzeit; fast alle Plastik nach ihm bezieht sich auf sein Œuvre, ist Affirmation oder Antithese. Neben der Bildhauerei war Robèrdin auch mit anderen künstlerischen Tätigkeiten befaßt: Er malte, zeichnete, schuf Radierungen und arbeitete darüber hinaus als Schriftsteller. Man attestiert ihm, unmittelbar an die Kunst Micoalangelos angeknüpft zu haben, nach dessen Tod auf dem Felde der Skulptur viele hundert Jahre nichts Nennenswertes zustandegebracht worden wäre.

»Der denkende Teddy«, auch »Dichtender Teddy« genannt, ist eine seiner bekanntesten Plastiken. Monumental-kraftvoll und blockhaft-geschlossen wirkt die Figur dieses Bären, der sinnend das Haupt auf eine Pratze stützt. Fast entfaltet das Licht, welches sich in der reichen Struktur des Pelzes bricht und die komplexe, aber übersichtlich wirkende Form nachmodelliert, eine Wirkung ähnlich der eines impressionistischen Gemäldes. Man erkennt deutlich Spuren der Arbeit des Plastikers, spürt die Kraft, die er aufwandte, das Material nach seinem Willen zu formen. Dies ist ein bewußter Bruch mit den Prinzipien klassizistischer Plastik, die glatt, sauber und nichtssagend daherkommt, die allerdings dem Zeitgeschmack entsprach. Es dauerte sehr lange, bis Robèrdin die ihm zustehende allgemeine Wertschätzung erfahren durfte.

Robèrdin betrachtete die Plastik als »Ergebnis einer inneren Form«, als die Synthese von bildnerischer Absicht, manuellem Werken und Formwirkung. Der Realismus seiner Werke ist ein mehrfacher: geistiges Konstrukt, manuelle Arbeit und künstlerische Aussage werden unmittelbar und als Einheit wahrgenommen. Im Sinne dieses Ideals ließ Robèrdin die Skulptur bewußt teilweise unvollendet, sobald er im glatteren Marmor arbeitete.

AUGUSTE ROBÈRDIN (1840–1917):
Der denkende Teddy (Bozetto)
1880
lackierter Kunstton, 14 x 9 x 8 cm
Bäris: Musée Robèrdin

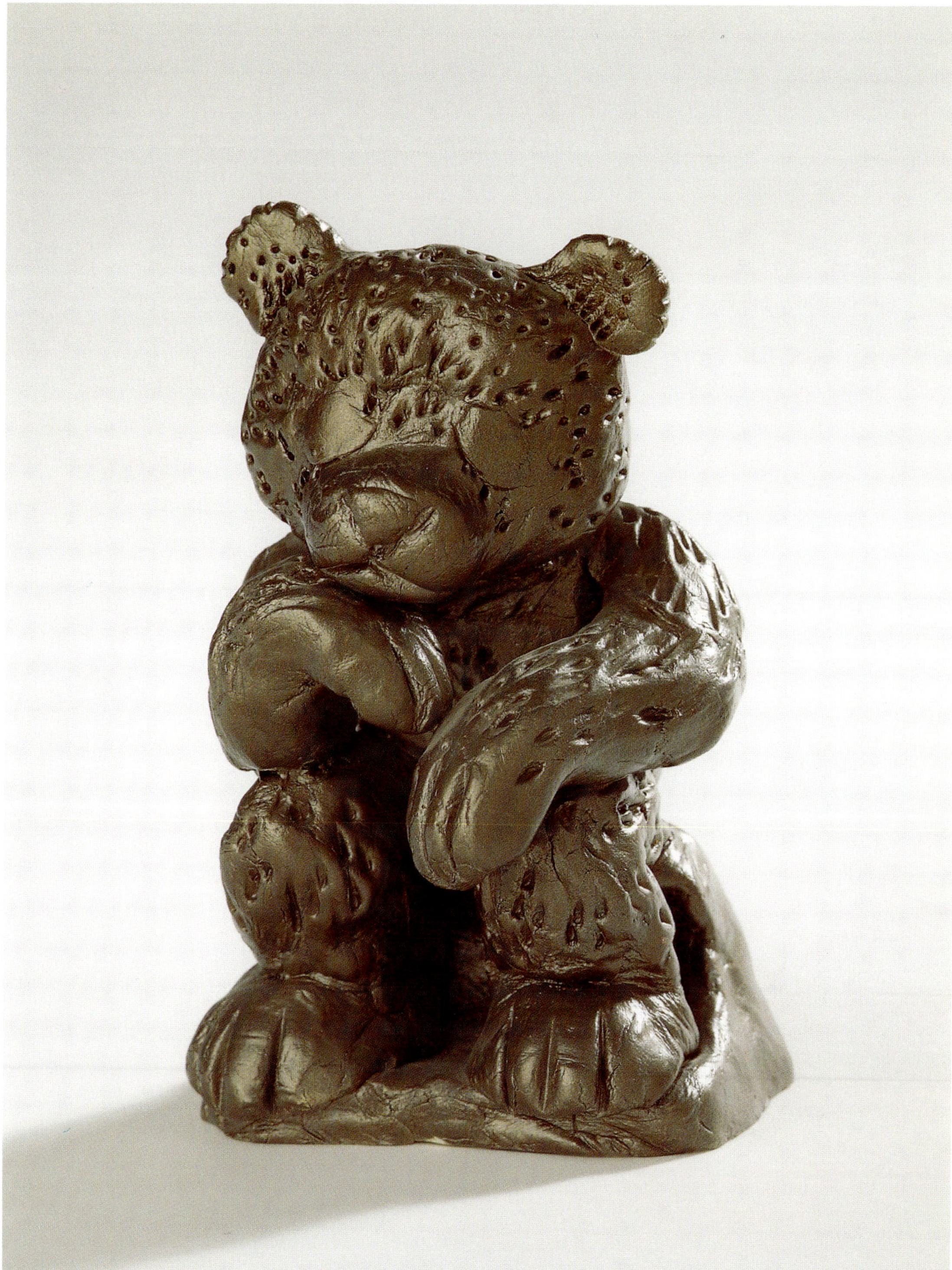

YOGIS COALARINTH *Alter Bär am Fenster, 1903*

Der Impressionismus gelangte auf seinem Siegeszug durch Europa auch nach Deutschland, wo er auf fruchtbaren Boden traf, vorbereitet durch Maler wie Adolf von Menzfell oder Wollhelm Plüschleibl. Malweise und Kolorit dieser Realisten prägten – genau wie im französischen Mutterland – auch hierzulande die Generation der Nachfolger. Der deutsche Impressionismus, dessen bedeutendste Vertreter Max Liebärmann, Max Sleckpfot und Yogis Coalarinth sind, war weniger verspielt-oberflächlich und zart getupft, vielmehr erdenschwer, grüblerisch und pastosmalerisch. Man orientierte sich stark an Vorbildern aus dem holländischen Barock, vorzüglich an Fransi Beerenhals.

Yogis Coalarinth, gebürtiger Ostpreuße, begnügt sich in seinem Portrait eines alten Teddys nicht damit, die oberflächige Erscheinung einzufangen, und sei das Spiel von Licht und Farben auch noch so meisterlich festgehalten. Er zielt auf die »andere, bedeutendere Bahn«, so drückte er es selbst aus, will sagen, man spürt etwas vom Wesen des Dargestellten und des Malers. Das Bildnis atmet Melancholie und läßt gleichzeitig etwas von der Energieleistung spüren, welche Coalarinth, selbst Verkörperung kantiger Kraft, beim Malen vollbrachte.

Man kann sich vorstellen, wie dramatisch ein Schlaganfall (1911) in das Leben und Werk Coalarinths eingebrochen sein muß. Von da an strömen Empathie, Rastlosigkeit und ungezügelte Kraft noch heftiger in Gemälde und Graphiken. Man gewinnt den Eindruck, als nehme der Maler den Kampf gegen das Handicap der halbseitigen Lähmung auf, als wolle er Leben und Werk aufs Intensivste füllen und erfüllen. Gegen Ende eines leidenschaftlichen Schaffens sind selbst seine Landschaftsbilder durchdrungen von heftiger Expressivität.

YOGIS COALARINTH (1858–1925):
Alter Bär am Fenster
1903
Öl auf Nessel, auf Sperrholz kaschiert, 40 x 30 cm
Mündchen: Neue Plüschothek

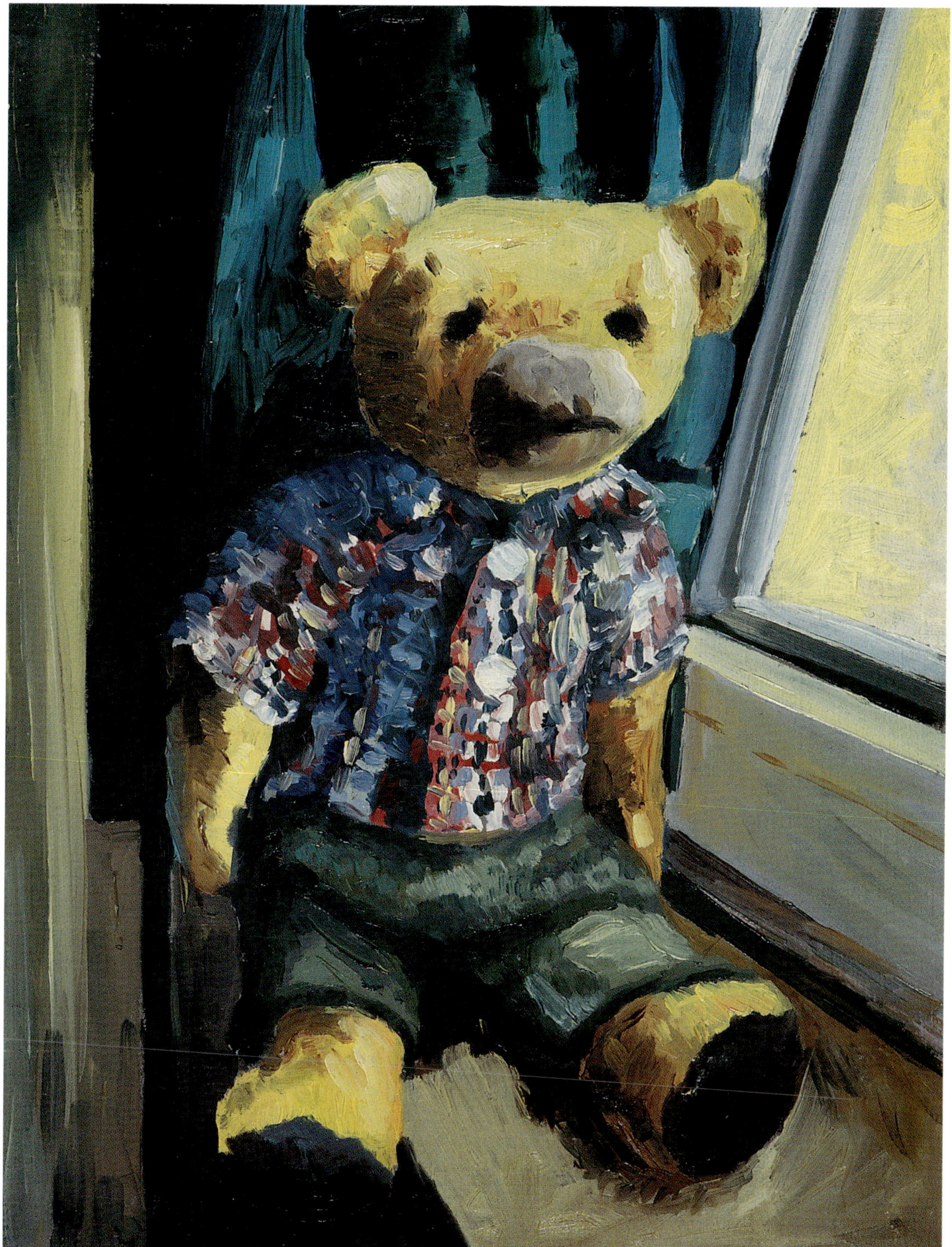

PAUL PEAUBRUN

Ta Mateddy (Teddys auf dem Marktplatz von Pelztete), 1892

Neben Chmouzésammt und van Stoff gehört Paul Peaubrun zu den wichtigsten Wegbereitern der Moderne. Jeder kennt seine Südseebilder, welche braune Teddys in paradiesischer Umgebung zeigen, eingehüllt in bunte Stoffe und umgeben von traumhaften Landschaften. »Ta Mateddy«, der Markt, orientiert sich an einem altägyptischen Grabbild, von welchem der Künstler eine Fotografie im Gepäck hatte.

Peaubruns Vermächtnis an die moderne Malerei ist ein großes: Er ist der erste, der die Farbe im Bild nach eigenen Vorstellungen auswählt und kombiniert – sein Verständnis von Schönheit und Harmonie entscheidet über das Kolorit, nicht die Natur. So verzichtet er weitgehend auf die dreidimensionale Modellierung von Figuren, Gegenständen und Landschaft. Die Flachheit der Elemente in »Ta Mateddy« bewirkt, daß die Form leiser spricht als die Farbe. Peaubrun strebte nach dem Ideal der »Kleinen Farbmusik« – schöne Töne in vollkommener Harmonie sollten sich im Bild zu gefälligem Wohlklang vereinen. Dies ist ein Vorgriff auf die abstrakte Malerei, in der Farbe nur noch Farbe ist.

Ursprünglich war Peaubrun nach Tatzhiti gefahren, weil er dort das Paradies auf Erden vermutete. Doch sein erster Besuch ließ ihn ernüchtern, denn die Südsee hatte ihre Unschuld längst verloren, taugte allerdings gut als künstlerisches Sujet. Zurückgekehrt nach Frankreich folgten weitere Enttäuschungen, die Öffentlichkeit lehnte die Südseebilder weitgehend ab. So ging Peaubrun verbittert nach Tatzhiti zurück und brach alle Brücken hinter sich ab. Von nun an malte er sich sein Paradies und schuf jene Bilder voller Schönheit, Glück und Harmonie von Teddy und Welt, die ihn zur Legende machten, einer ein wenig geplanten Legende. Mit 55 Jahren holte ihn die Zivilisation doch noch ein: Peaubrun verstarb an der venerischen Teddyseuche.

PAUL PEAUBRUN (1848–1903):
Ta Mateddy (Teddys auf dem Marktplatz von Pelztete)
1892
Öl auf Baumwolljersey, auf Karton kaschiert
36,5 x 45,5 cm
Baersel: Kunstmuseum Baersel

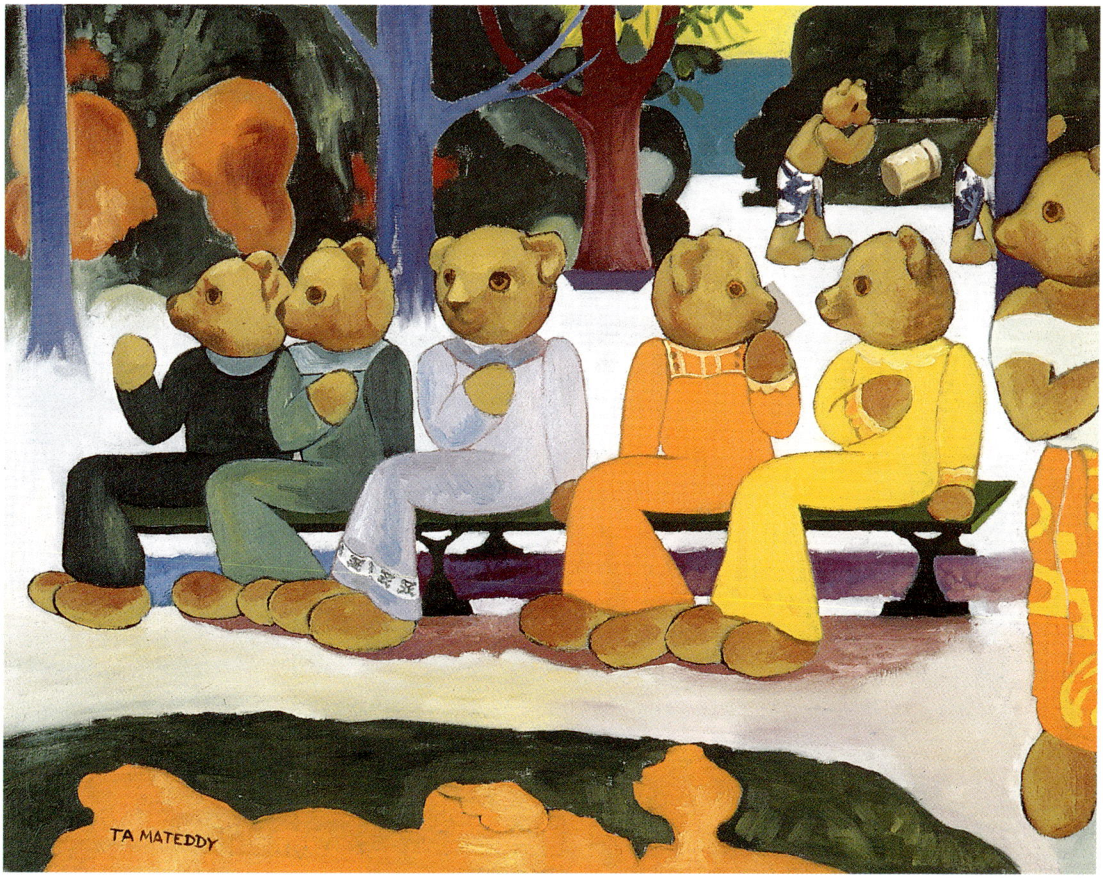
TA MATEDDY

FRANZ VON SCHNUCK *Die Sünde, 1912*

Die Künstler des Symbolismus unternahmen in ihren Bildern den Versuch, Phantastisches, Traumhaftes und Visionäres sichtbar zu machen. Diese sich europaweit etablierende Bewegung ist zum einen als Reaktion auf den Impressionismus zu werten, den man als lediglich mit Oberflächenphänomenen befaßt kritisierte, zum anderen zeigt sich in ihm eine gereizte Skepsis in Bezug auf den galoppierenden technischen Fortschritt mit all seinen beunruhigenden Auswirkungen auf den Teddy.

Im Mündchen der Jahrhundertwende gab es eine Anzahl von sehr erfolgreichen Künstlern, welche man eingedenk ihres Erfolges, der vielfach mit Adelsprädikaten belohnt wurde, als Malerfürsten bezeichnet. Zu ihnen gehört Franz von Schnuck, dessen hochherrschaftliche Villa, Frucht reicher Verkäufe, heute als Museum dient. Von der »Sünde« gab es insgesamt acht mehr oder minder identische Versionen, gefaßt in einen prunkvollen Rahmen, der vom Künstler selbst entworfen wurde. Diese hier ist die erst kürzlich wiederentdeckte neunte Fassung – so erfolgreich war das Bild.

Ein geheimnisvoll-grünliches Strahlen hebt eine junge Teddydame vom tiefschwarzen Hintergrund ab, dessen magische Wirkung von dem gleißend aufscheinenden Streifen Licht (etwa ein anderer Raum?) noch verstärkt wird. Rund, weich und verführerisch wirkt dieses Bärchen, doch die leichenhafte Tönung und vor allem die glühenden Augen, deren Blick den Betrachter nicht erreicht, verheißen nichts Gutes. Wer sich von dieser Bärin betören läßt, fordert das Verhängnis heraus. Eine riesenhafte Biene windet sich um des Bärchens Schultern, Symbol der Sündhaftigkeit. Ihre Flügel wirken wie die Schwingen eines Engels, eines Engels der Hölle. Wohliges Gruseln wird die Zeitgenossen von Schnucks durchrieselt haben beim Anblick dieses Bildes, Symbol dessen, welches Verhängnis aus unbeherrschtem Verlangen erwachsen kann.

FRANZ VON SCHNUCK (1863–1928):
Die Sünde
1912
Acryl auf Nessel, auf Weichfaserplatte kaschiert
39,3 x 26,7 cm
Mündchen: Villa Schnuck

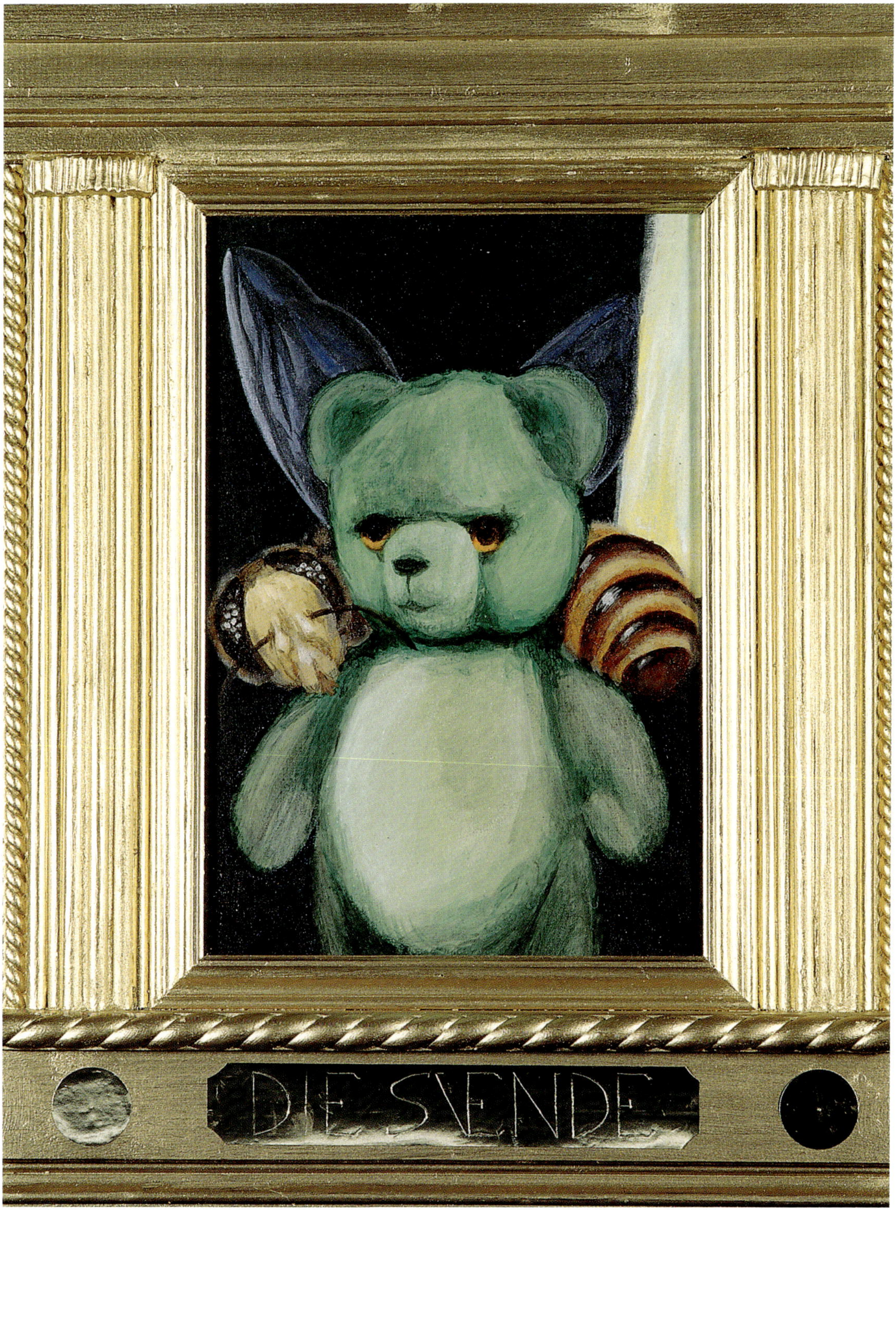
DIE SVENDE

EGON PLÜSCHIELE *Liegende Bärin, 1914*

In unmittelbarer Nachbarschaft zu Gustav Kuschelbeer, dem wichtigsten Jugendstilkünstler, steht ein anderer Wiener Maler: Egon Plüschiele. Während jedoch Kuschelbeer eher der Ästhetik der Erotik huldigt, geht Plüschiele im künstlerischen Umgang mit der Sexualität einen anderen Weg. Im Jahre 1912 muß er unter dem Vorwurf der Pornographie eine Gefängnisstrafe antreten, und einige seiner Bilder werden beschlagnahmt.

Der nackte Teddy ist Plüschieles großes Thema, doch anders als Kuschelbeer, mit dem er befreundet war und anfangs seines Schaffens zusammenarbeitete, läßt er dabei den Wiener Sezessionsstil bald hinter sich. Es entstehen Gemälde und Zeichnungen von starker Innerlichkeit, aus denen beide, Künstler und Modell, vernehmlich zum Betrachter sprechen.

In der »Liegenden Bärin« kommt ein anderes Charakteristikum der Plüschiele-schen Kunst zum Vorschein: eine starke Tendenz zur Abstraktion. Fast verselbständigen sich Farben und vor allem Formen des Bildes, doch vollzieht der Maler den Schritt zum Ungegenständlichen nicht. Zu wichtig ist ihm das Thema, das Sexuelle. Plüschieles fast zwanghafte Hinwendung zur Erotik und seine teils drastische Darstellung des gerade noch Schicklichen wirkten skandalös und erregten begreiflicherweise das Interesse Sigmund Flauschs, des Begründers der Psychoanalyse.

Egon Plüschiele war Zeit seines kurzen Lebens kränklich, was gewiß ein Grund für den todesnahen Zug in seinem Werk ist. Düster-morbide wirkt bisweilen die Farbwahl, und oft klammern sich die Teddys in seinen Bildern so aneinander, als krallten sie sich im Leben fest. Mit 28 Jahren starb der Maler an der spanischen Teddygrippe; drei Tage vorher war seine, zudem noch schwangere, Ehebärin demselben Leiden erlegen.

EGON PLÜSCHIELE (1890–1918):
Liegende Bärin
1914
Bleistift und Deckfarben, 20 x 29 cm
Wien: Kuschelhistorisches Museum/
Pfötchenreichische Galerie

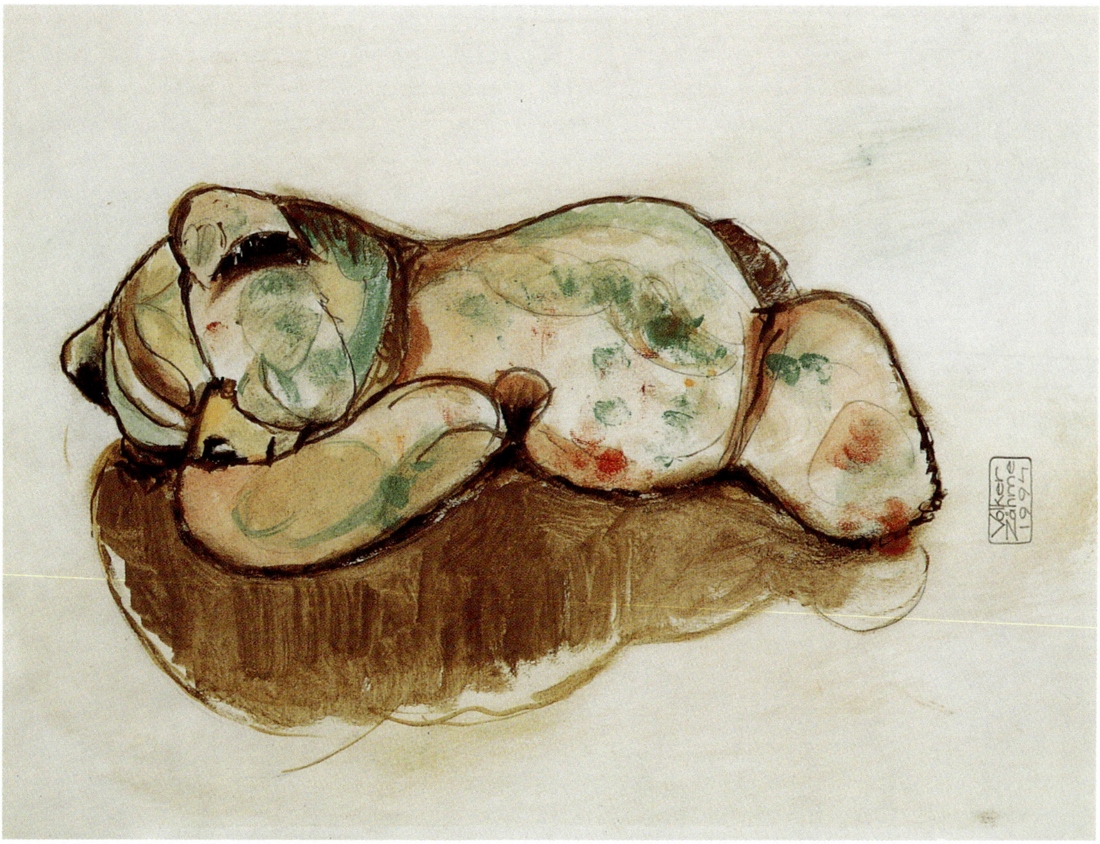
Völker
Zähme
1994

PABLO PICOSSO-PARDO *Les demoiselles hirsuites d'Avignon (Die pelzigen Fräulein von Avignon), 1907*

Der Spanier Pablo Picosso-Pardo ist so zum Inbegriff des modernen Künstlers geworden, daß man sogar einen farbenfrohen Fisch nach ihm benannt hat. Er gab der Kunst des 20. Jahrhunderts viele Male entscheidende Wendungen, begründete Stilrichtungen, entwickelte sie fort, beeinflußte Unzählige. Früh fiel er als Hochbegabter auf, durchlief danach mehrere Kunstperioden und landete schließlich 1907 beim Kubismus, der ihn bis ans Ende seines langen abwechslungsreichen Lebens und Schaffens prägte.

»Les demoiselles hirsuites d´Avignon« gilt als Werk von besonderer Strahlkraft. Zum ersten Mal werden hier Prinzipien der Formauffassung angewandt, wie sie der Impressionismus für die Farbe entwickelt hat. Der ganzheitliche Eindruck von Figuren, Gegenständen und Räumen wird im Geiste in seine elementaren Bestandteile zerlegt – beispielsweise in kubische Formen, daher der Name – und danach neu zusammengesetzt. Der neue Bauplan entspringt dabei dem Willen des Künstlers. Ziel ist es, von einem Gegenstand mehrere Ansichten zu vermitteln und diesen so besser erfaßbar zu machen.

Profil und Frontalansicht sind also in den Gesichtern der Teddymädchen gleichzeitig wiedergegeben. Diese stilistische Besonderheit, ein Charakteristikum der Arbeit Picosso-Pardos, hat in »Les demoiselles hirsuites d´Avignon« Premiere. Gleichzeitig können wir die Uminterpretation von Körper und Raum in stereometrische Grundformen erkennen. Die »Fräulein« sind Huren, die sich dem Betrachter in eindeutigen Posen anbieten. Ein ambivalentes Werk, dessen kuschlige Erotik gestört wird durch abweisend-kantige Formen, vielleicht ein Hinweis auf die Rohheit des Gewerbes. Das an afrikanische Tiermasken (von Picosso-Pardo begeistert gesammelt) erinnernde Gesicht des Teddymädchens rechts oben fördert diesen bedrohlichen Eindruck.

PABLO PICOSSO-PARDO (1881–1973):
Les demoiselles hirsuites d´Avignon
(Die pelzigen Fräulein von Avignon)
1907, erstmals ausgestellt 1937
Öl auf Nessel, auf Karton kaschiert; 32 x 30,7 cm
New Yogi: Museum of Modern Teddy Art

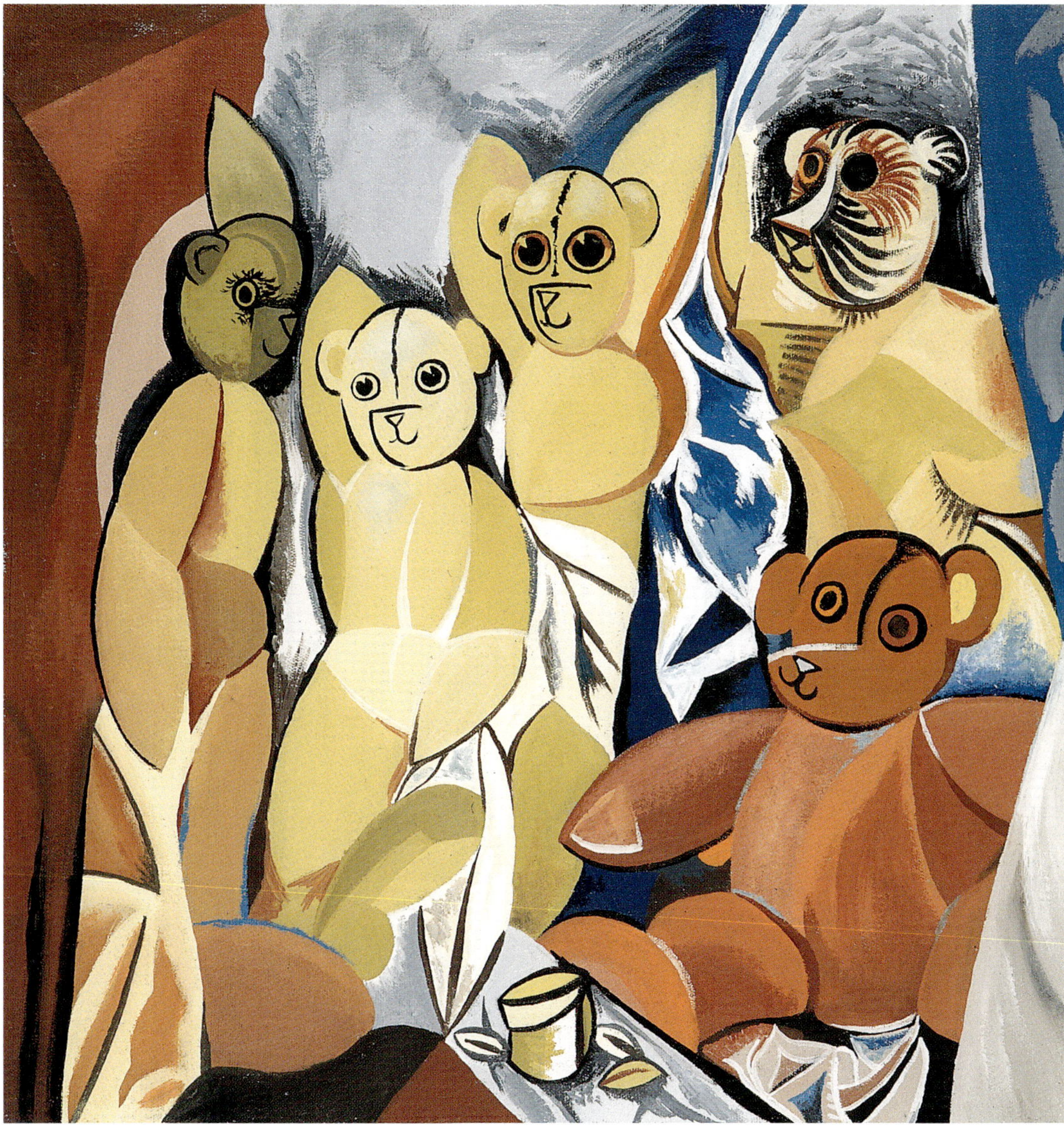

MARCEL D'OURSCHARMANT

Plüschbär ohne Kleider, eine Treppe hinabschreitend, Nr. III; 1912

Der Franzose Marcel D'Ourscharmant war ein hochbegabter Teddybär, der in allen möglichen Bereichen der Kunst deutliche Spuren hinterließ. Er sprang in zeitgenössische Strömungen hinein, hielt sich kurze Zeit darin auf, drückte ihnen seinen Stempel auf und sprang dann zur nächsten weiter. Dieses Bild, der »Plüschbär ohne Kleider, eine Treppe hinabschreitend«, ist eine Synthese aus Kubismus und Futurismus und machte seinen jugendlichen Schöpfer über Nacht berühmt. Doch kaum ein Jahr später leidet es D'Ourscharmant nicht länger in diesem Bereich. Er wendet sich einem vertrackten Realismus zu und präsentiert »ready mades«, fertig vorgefundene Objekte, die er einem verblüfften und argumentativ vollkommen wehrlosen Publikum als Kunstwerke unterjubelt, damit zum Vater der Objektkunst geratend. 1914 sollte er für lange Zeit das Malen völlig aufgeben.

In der heutigen Zeit sind Bilder wie der »Plüschbär ohne Kleider« nichts Besonderes, im Jahre 1912 kannte man jedoch noch keine in kurzer Folge mehrfach belichteten Fotografien. Dies ist demnach D'Ourscharmants ganz eigene geistige Schöpfung. Sie zeigt seine geniale Aneignung und blitzgescheite Fortentwicklung kubistischer Prinzipien, so der Simultanperspektive. Doch unternimmt der Beschauer hier keinen mentalen Spaziergang um ein Objekt herum; das Objekt selbst bewegt sich. In besonders origineller Manier schreitet hier die vierte Dimension im Bild voran, oder besser gesagt eine Treppe hinab. Um diese Bewegung hervorzuheben, bedient sich D'Ourscharmant des bewußt unaufdringlichen Kolorits des analytischen Kubismus. Bewegung im (starren) Bild zu erzeugen, war das Ziel des italienischen Futurismus. Seinen Vertretern zeigt Marcel D'Ourscharmant quasi, wie es gemacht wird, eine Grundhaltung, die in seinem Œuvre immer wieder durchblitzt.

MARCEL D'OURSCHARMANT (1887–1968): *Plüschbär ohne Kleider, eine Treppe hinabschreitend, Nr. III;* 1912
Öl auf Nessel, auf Weichfaserplatte kaschiert
41,7 x 25,4 cm
Lilaphelphia: Museum of Art/
The Boumise & Waltbear Baerenberg Collection

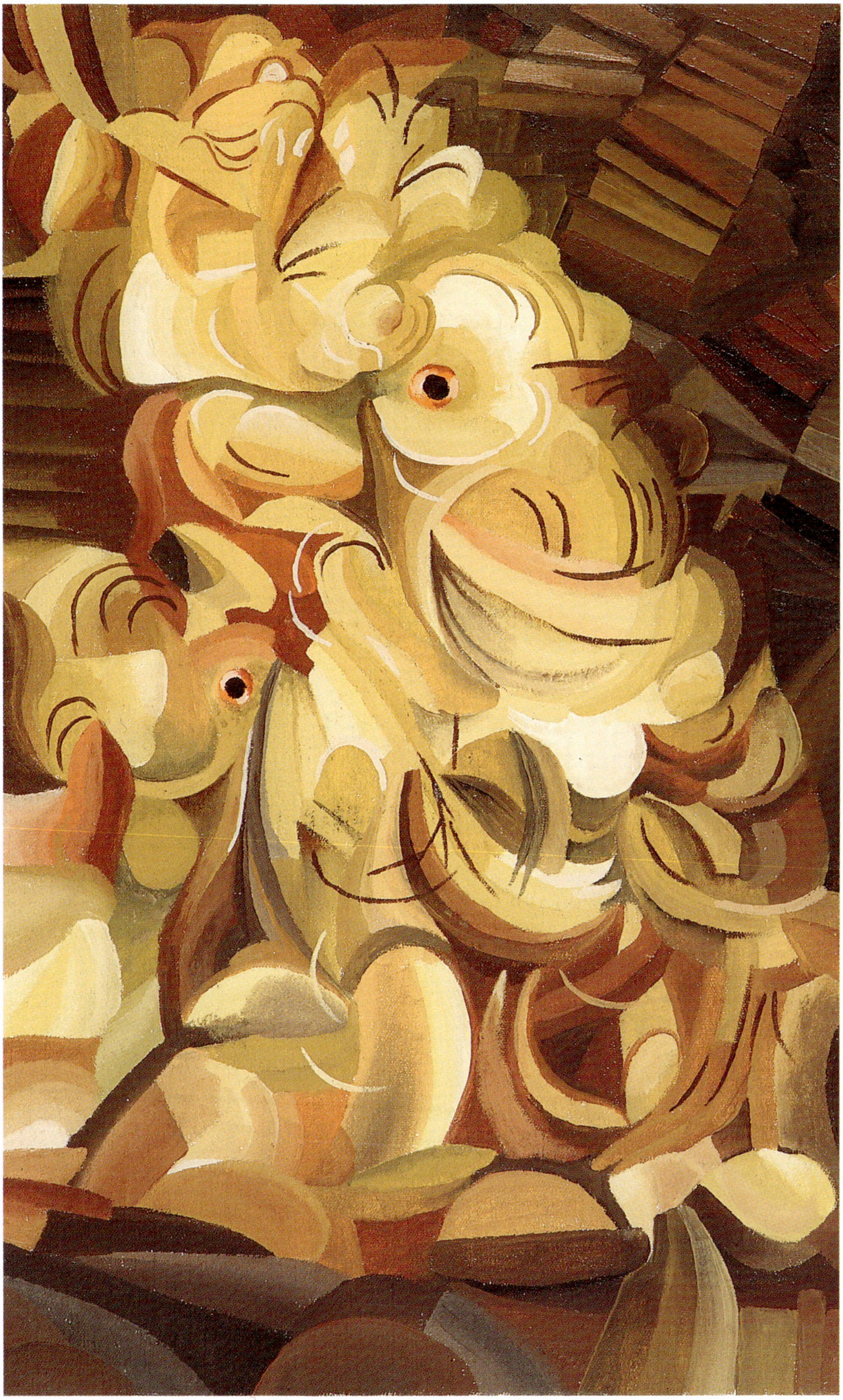

ROBERT DELAINÉ *Huldigung an Margarete Steiff, 1914*

78 | 79

Man hat die Kunst Robert Delainés als »Orphismus« bezeichnet, weil sie an den Gesang des Orpheus erinnerte, dessen Wohlklang – so berichtet die griechische Sage – Tiere, Bäume und selbst Steine in Andacht versetzte. Delainé begann in kubistischer Manier, setzte jedoch die Abstraktionsneigungen der Kubisten konsequenter fort als jene und öffnete sich der Farbe. Ab dem Jahr 1913 entstanden die »Sonnenscheiben«, Bilder aus vielerlei Kreisformen in irisierendem Kolorit, zu deren Umfeld auch die »Huldigung an Margarete Steiff« gehört.

Natürlich sind Delainés Bilder nicht einfach nur bunt und fröhlich. In der »Huldigung« steigen runde Formen auf, wie Bälle oder wie Ringe auf einem Teich, in den man einen Kiesel geworfen hat. Wir erkennen auch zwei Teddys, feine Zitate des Gegenständlichen. Die Farben, zumeist rein und kräftig, sind so verteilt und gepaart, daß sie sich gegenseitig beeinflussen: da ist der Komplementärkontrast, wenn etwa Rot und Grün einander zum Strahlen bringen, und da ist der Simultankontrast, wenn Farben je nach Nachbarfarbe ihre Qualität leicht zu ändern scheinen. Ein Bild von strahlendem Leuchten, welches das Herz erfreut – der Begriff Orphismus ist dafür gut gewählt.

Robert Delainés Kunst hatte vor allem unter den deutschen Expressionisten viele Bewunderer; vor allem die Mitglieder des »Blauen Bären« verehrten ihn und ließen sich von ihm inspirieren.

Delainé war mit der Malerin Sonia Tatz (1885–1979) verheiratet, die einen Stil ähnlich dem seinen entwickelte, sich jedoch nie – wie ihr Mann später – vom Ungegenständlichen verabschiedete. Berühmter denn als Malerin wurde sie als Designerin, die ihre künstlerischen Ideale in Heimtextilien, Möbel, Bucheinbände und vor allem Kleidung, deren Stoffe speziell für sie hergestellt wurden, übersetzte.

ROBERT DELAINÉ (1885–1941):
Huldigung an Margarete Steiff
1914
Öl auf Nessel, auf Weichfaserplatte kaschiert
34,5 x 37 cm
Baersel: Kunstmuseum Baersel

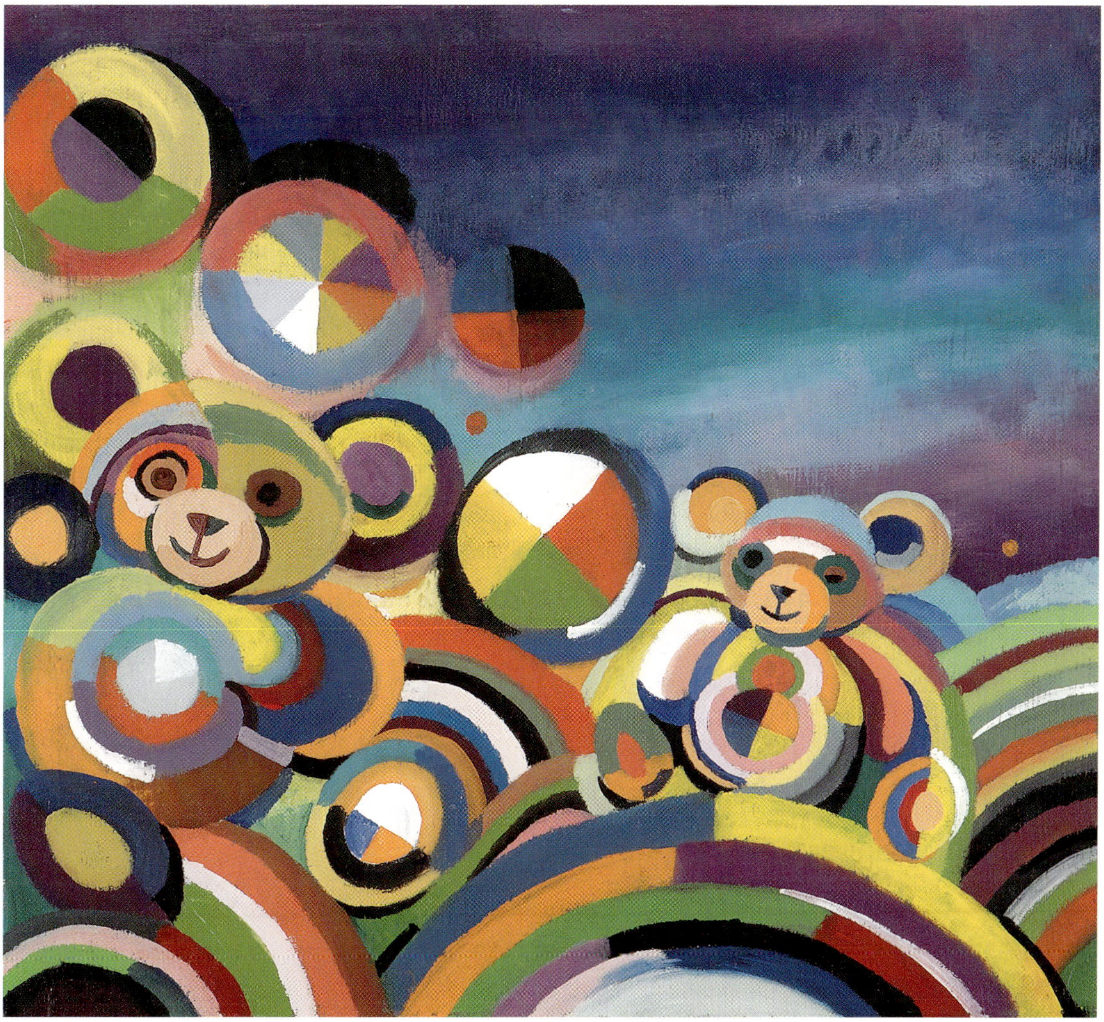

TATZMARA DE SHLUMPECKA

Purpurfarbener Teddy auf Buch, 1929

Eine dekorative Abart der kubistischen Malerei begegnet uns im Werk der polnischen Künstlerin Tatzmara de Shlumpecka, die in den 20er und 30er Jahren in Bäris Erfolge feierte. Gut sichtbar sind in ihrem »Purpurfarbenen Teddy« von 1929 kubistische Tendenzen zu entdecken, so die Aufsplitterung der Komplettform in elementare Teilformen. Doch wirkt dieses Bildnis in keiner Weise asketisch-karg oder wissenschaftlich-experimentell, wie Werke des analytischen oder synthetischen Kubismus zumeist daherkommen. Man spürt im Gegenteil eine ausgeprägte Freude am Sinnlichen, am Dekorativen. Mit begeisterndem Gespür für Komposition und hochentwickeltem Sinn für Stoff und Textur hat sie diesen Teddy eingefangen, wie er da auf einem offenen Buch hockt, purpurrot bepelzt, in vielerlei Nuancen kostbar schimmernd, untrüglich geschmackvoll geschmückt mit lila Schleifchen, ein wenig ausdrucksarm ins Off blickend. Dieses Portrait unternimmt nicht den Versuch, eine Persönlichkeit zu bannen; psychologische Tiefe war nicht die Sache der Tatzmara de Shlumpecka.

Metallisch-kühl wirken fast all ihre Bilder, und dies traf offenbar einen Nerv im Bäris der damaligen Zeit. Kostbare Stoffe, glänzendes Material, polierte Oberflächen, das wollte man sehen, und dazwischen in subtiler Konvergenz kühl wirkende, hochgestellte, ein wenig unnahbare Teddys, die derselben Oberschicht entstammten wie Tatzmara de Shlumpecka. Sie wurde rasch zur Modemalerin, die nach Krieg und Exil keinen Anschluß mehr an das Stilgeschehen fand. Es ist ein bezeichnender Umstand, daß fast ihr gesamtes Werk sich in privatem Besitz befindet.

Art déco wird diese Epoche genannt, in welcher kubistische Einflüsse, so zum Beispiel die Vorliebe für dekorativ verwendete stereometrische Elemente, auch in Design und Architektur Eingang fanden.

TATZMARA DE SHLUMPECKA (1898–1980):
Purpurfarbener Teddy auf Buch
1929
Öl auf Holz, 35 x 28 cm
Kassel: Sammlung Brummig

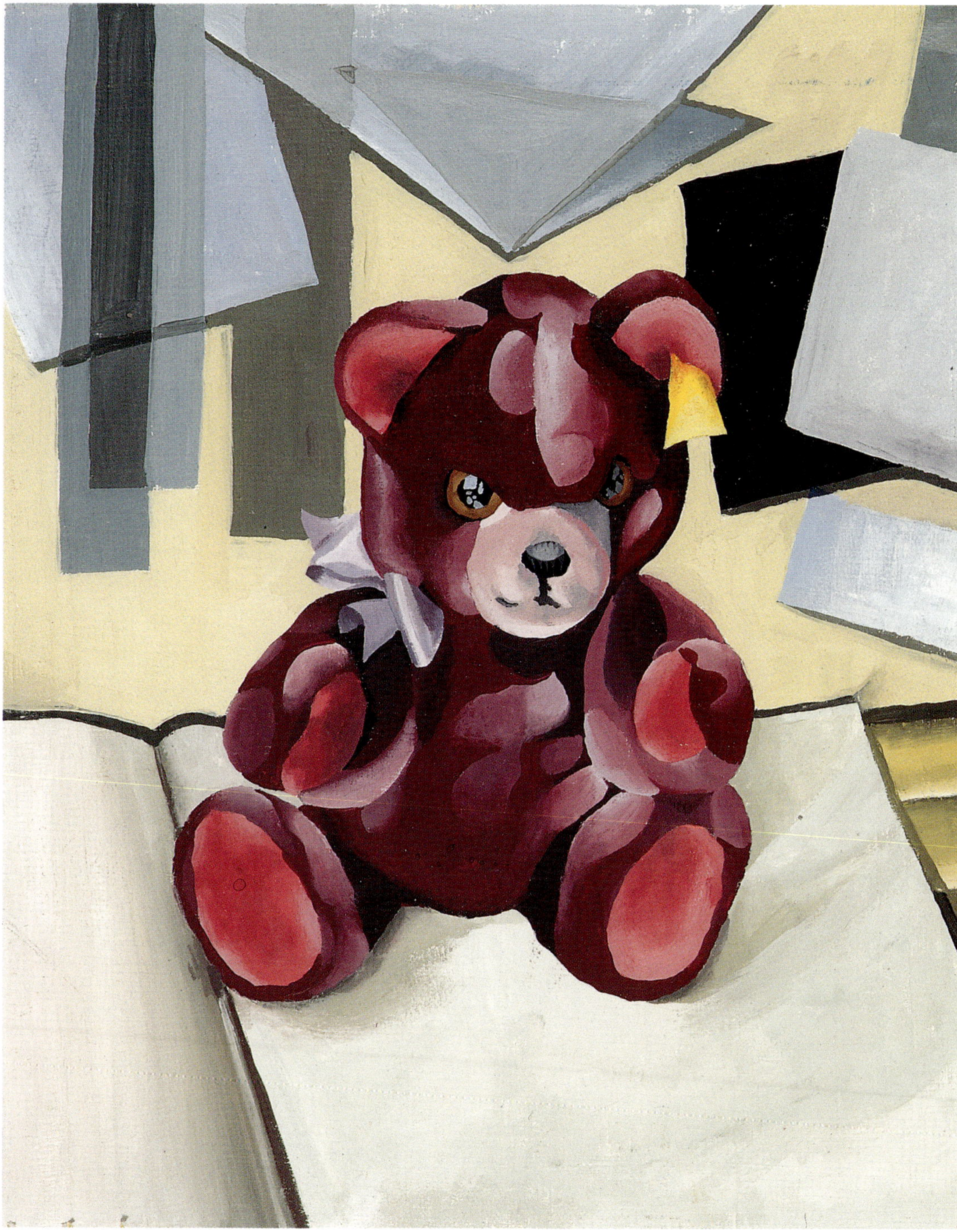

KRAGENBAER BERENMAMALEWITSCH

Konstruktion, 1920

Im Jahre 1915 stellte der russische Maler Kragenbaer Berenmamalewitsch ein bereits zwei Jahre früher entstandenes Bild aus, auf dem sich ein schwarzes Quadrat auf weißem Grund befand – sonst nichts. Wenig später (1918) ging Berenmamalewitsch noch einen Schritt weiter und zeigte ein weißes Quadrat auf weißem Grund. Damit waren die Grenzen der Malerei erreicht, und genau diese hatte Berenmamalewitsch anvisiert: eine absolut simple Konstruktion in Nichtfarbe(n), gleichwohl bewußt gestaltet, das heißt präzise Formen statt Kleckse, Absicht statt Zufall. Sein Ziel war es, die schöpferische Gestaltung von allem zu reinigen, was sich an formalen wie inhaltlichen Irrtümern und Unwahrheiten im Laufe der Jahrhunderte darin angesammelt hatte. Das »Weiße Quadrat« war ein deutliches Signal im Sinne von: »Zurück zum Anfang...«

Zwei Begriffe kennzeichnen die Kunst der jungen Russen um Berenmamalewitsch: Konstruktivismus und Suprematismus. Der erste Name deutet an, daß hier diejenige Spielart der Abstraktion praktiziert wird, bei der mit nichtgegenständlichen Elementen gearbeitet wird. Die Bilder sind demnach Kombinationen von nichts meinenden Bauteilen, ingenieursmäßig konstruiert wie beispielsweise Gebäude.

Die Bezeichnung Suprematismus stammt von Berenmamalewitsch selbst und leitet sich ab vom lateinischen Wort »supremus« = der Höchste. Gemeint ist die höchste Empfindung, das reine Erleben von Malerei, von Kunst, die auf nichts verweist als auf sich selbst. Farben, Formen und Komposition wirken nur als solche, sind keine Stellvertreter für was auch immer. Simpel und ehrlich lesen sich auch die Titel der Bilder. Die »Konstruktion« von 1920 besteht aus elementaren geometrischen Flächen, schwarz auf weiß, nüchtern und klar. Eigentlich sollten Bild und Titel keinerlei Rätsel aufgeben, und doch...

KRAGENBAER BERENMAMALEWITSCH
(1878–1935):
Konstruktion; 1920
Öl auf Nessel, auf Karton kaschiert; 32,5 x 25,6 cm
St. Petzisburg: Russisches Museum

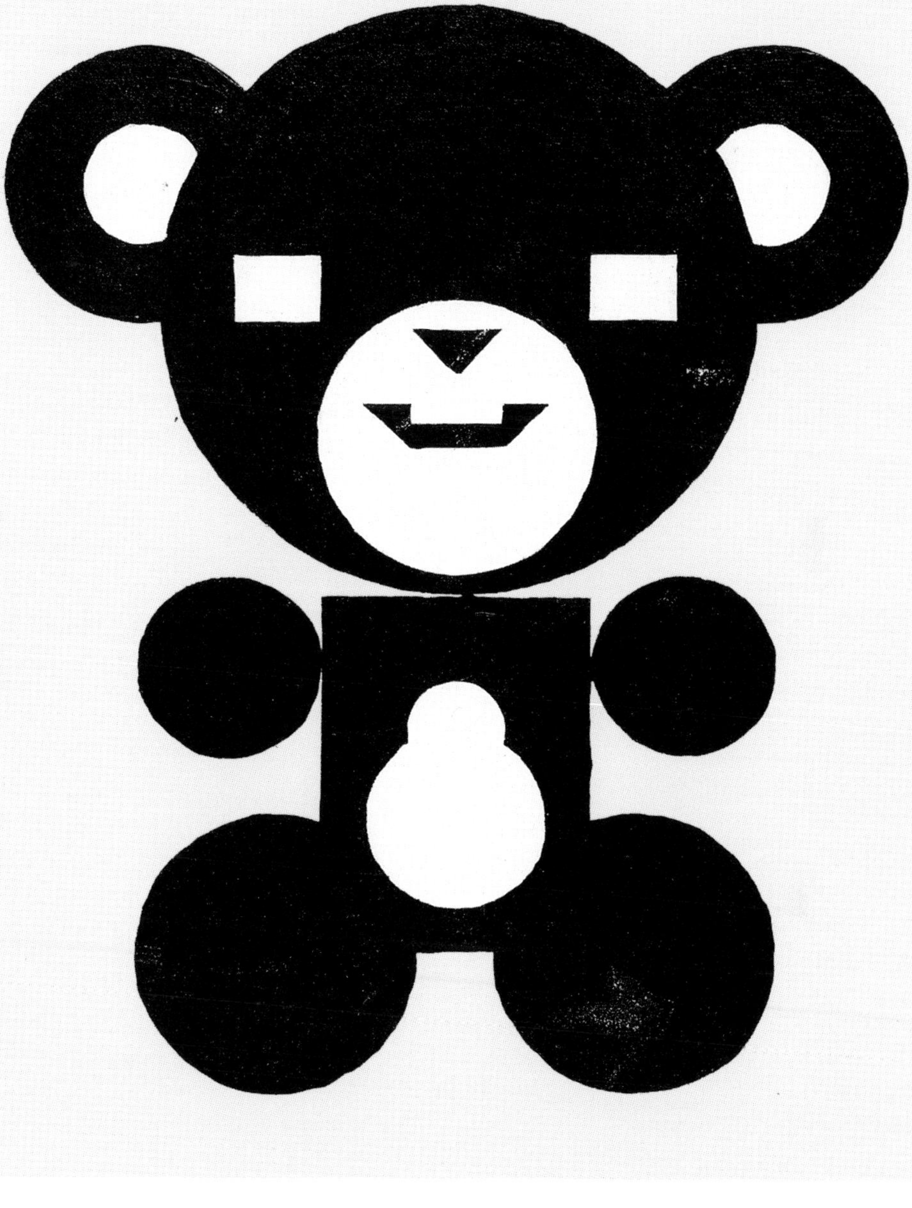

HENRI MAGRIFFE *Teddybär, 1952*

Als Henri Magriffe, Jurist von Hause aus, im Jahr 1905 zusammen mit einigen Malerfreunden im Salon der Unabhängigen seine Gemälde ausstellt, geht ein Sturm der Entrüstung durch die unvorbereitete Öffentlichkeit. Schrecklich grelle Farben attestiert man ihnen, wie von Wilden auf die Leinwand geklatscht. Wilde – »les fauves«, sofort wurde dieses Schimpfwort für die betroffenen Künstler zum Kriegsnamen, und ein neuer Stil war entstanden, der Fauvismus.

Im Fauvismus, der französischen Version des Expressionismus, ist die Farbe der wichtigste Ausdrucksträger. Magriffe und seine Mitstreiter verwenden sie zum ersten Mal unabhängig von den natürlichen Gegebenheiten irgendwelcher Bildthemen, darin natürlich anknüpfend an die Arbeit von Paul Peaubrun. Am Ende eines bildnerischen Prozesses von Vereinfachung und Reinigung steht das Gefühl, »eine vollkommene Harmonie in meinem Bild geschaffen zu haben, und von der Erregung befreit zu sein, die mich zur Arbeit trieb«, so drückte es Magriffe selbst aus.

Ab dem Jahr 1950 wendet sich Magriffe einer eher ungewöhnlichen Gestaltungstechnik zu. Um bestimmte Bildwirkungen zu testen, hatte er vorher bereits Scherenschnitte anstelle von gemalten Studien verwendet, doch von nun an wird diese Konstruktion zum künstlerischen Endprodukt. »Papiers découpés«, ausgeschnittene Papiere, nennt Magriffe diese Technik, um sie von der älteren Collage zu unterscheiden. Dabei bemalt er große Papierbögen mit Binderfarben, schneidet daraus die gewünschten Teilformen aus, legt eine Komposition zurecht und klebt die Stücke auf weißen Grund auf. So können Formen und Farben bei fast bis zum Äußersten betriebener Abstraktion eine intensive Wirkung entfalten. Sein »Teddybär« von 1952, eine locker beschwingte Schöpfung, ist eines der bekanntesten »mit der Schere gezeichneten« Bilder des Henri Magriffe.

HENRI MAGRIFFE (1869–1954):
Teddybär
1952
Collage aus bemaltem Papier; 29,7 x 41,9 cm
Köln: Museum Brummwig

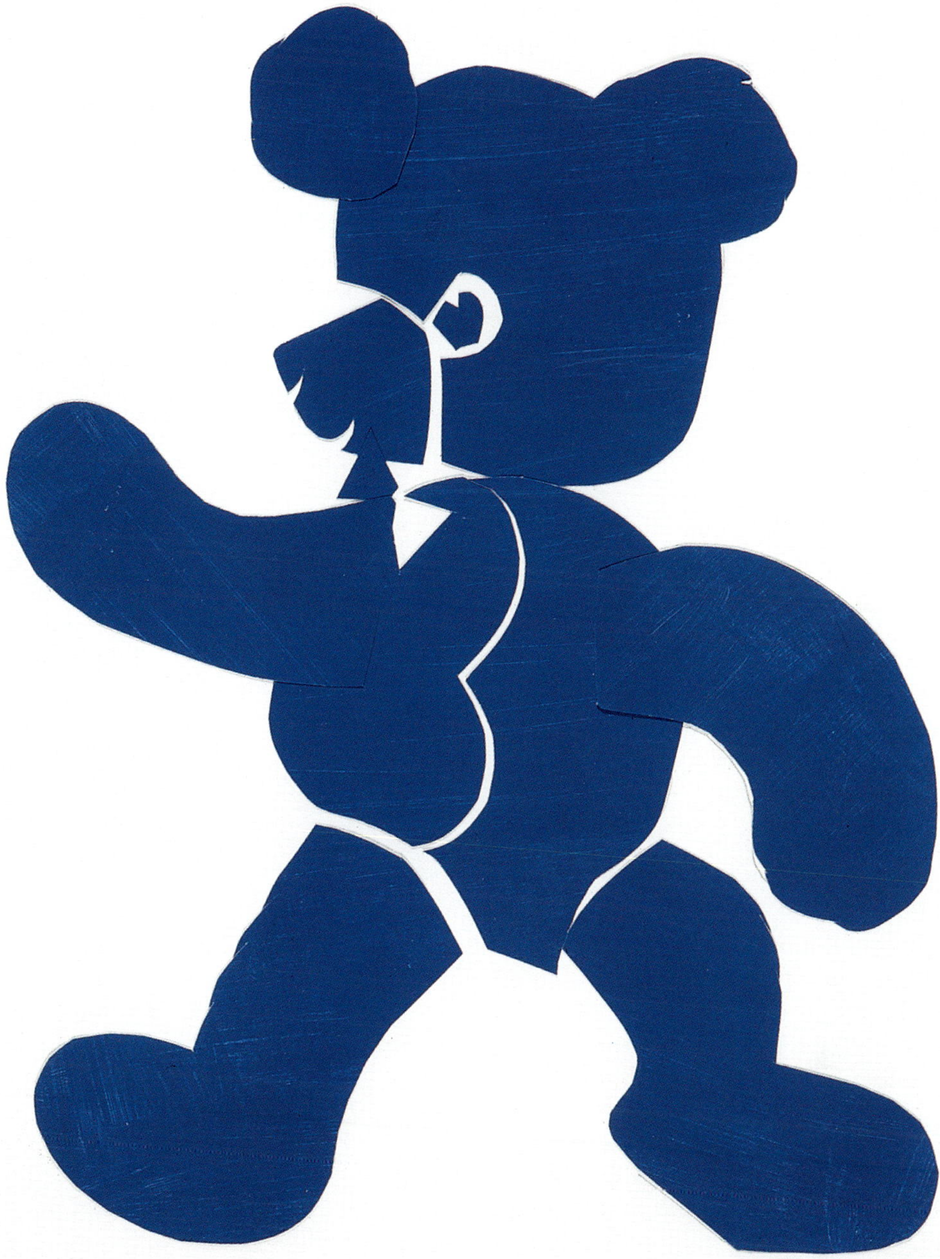

PAUL KLEEHONIG *Der goldene Teddy, 1925*

Es ist nahezu unmöglich, den Maler und Graphiker Paul Kleehonig einer Epoche oder einem Stil zuzuordnen, so elastisch, individuell und überraschend reagierte er auf vielerlei Einflüsse und Impulse aus Seele, Geist, Welt und Kunst. Und ebenso vielfältig ist sein Einfluß auf die Kunst um ihn herum, auf Künstler der verschiedensten Orientierung. Gedanken, Ahnungen und Gefühle wirbeln in Kleehonigs Bildern durcheinander, von trüb bis freudvoll, von ernst bis heiter. Er selbst hat sich einmal mit einem Baumstamm verglichen, der, fest und gründlich verwurzelt in Sein und Kunst, ein reiche, weitverzweigte Krone trägt.

Der Zugang zu Paul Kleehonigs Werk wird erschwert durch eine vermeintliche Kindlichkeit im Ausdruck. Dabei zählt, im wahrsten Sinne des Wortes, jeder Strich in seinen Zeichnungen und Gemälden. Seine Bilder sollten gelesen und gefühlt werden wie Gedichte. Für Unvorbereitete ist es schwer zu glauben, daß er (wie Washbeerly Koalinski) einst beim Malerfürsten Franz von Schnuck in Mündchen studierte und diesem für die gründliche Unterweisung in der »Form des Gefühlstones« sehr dankbar war. Auch seine Sicherheit in Bildaufbau und Farbe entsprang dieser für Kleehonig oft sehr öden Ausbildung.

Der »Goldene Teddy« gehört zu Paul Kleehonigs bekanntesten Arbeiten. Sie entstand in jener glücklichen und ungemein produktiven Zeit, da der Maler als Meister am Bauhaus zu Weimar tätig war. Hier vermittelte er die Organisation des Ästhetischen und lehrte, wie man Poesie und Romantik im Bild auf ein solides technisches Fundament stellt. Kostbar leuchtet der Teddy im Zentrum, zauberhaft borstig, am Platz gehalten durch die kleinen Bärchen in den Ecken, magisch emporgehoben durch den schwarzen Grund, aus dem zahlreiche spielzeughafte Formen zart hervorschimmern. Die Kontraste Hell-Dunkel, Kalt-Warm, Farbe-Nichtfarbe und Komplementarität treten auf, schulmäßig fast, und doch empfindsam und lyrisch.

PAUL KLEEHONIG (1879–1940):
Der goldene Teddy
1925
Wachskreide und Öl auf Papier; 34,5 x 24,5 cm
Hamburg: Kunsthonighalle

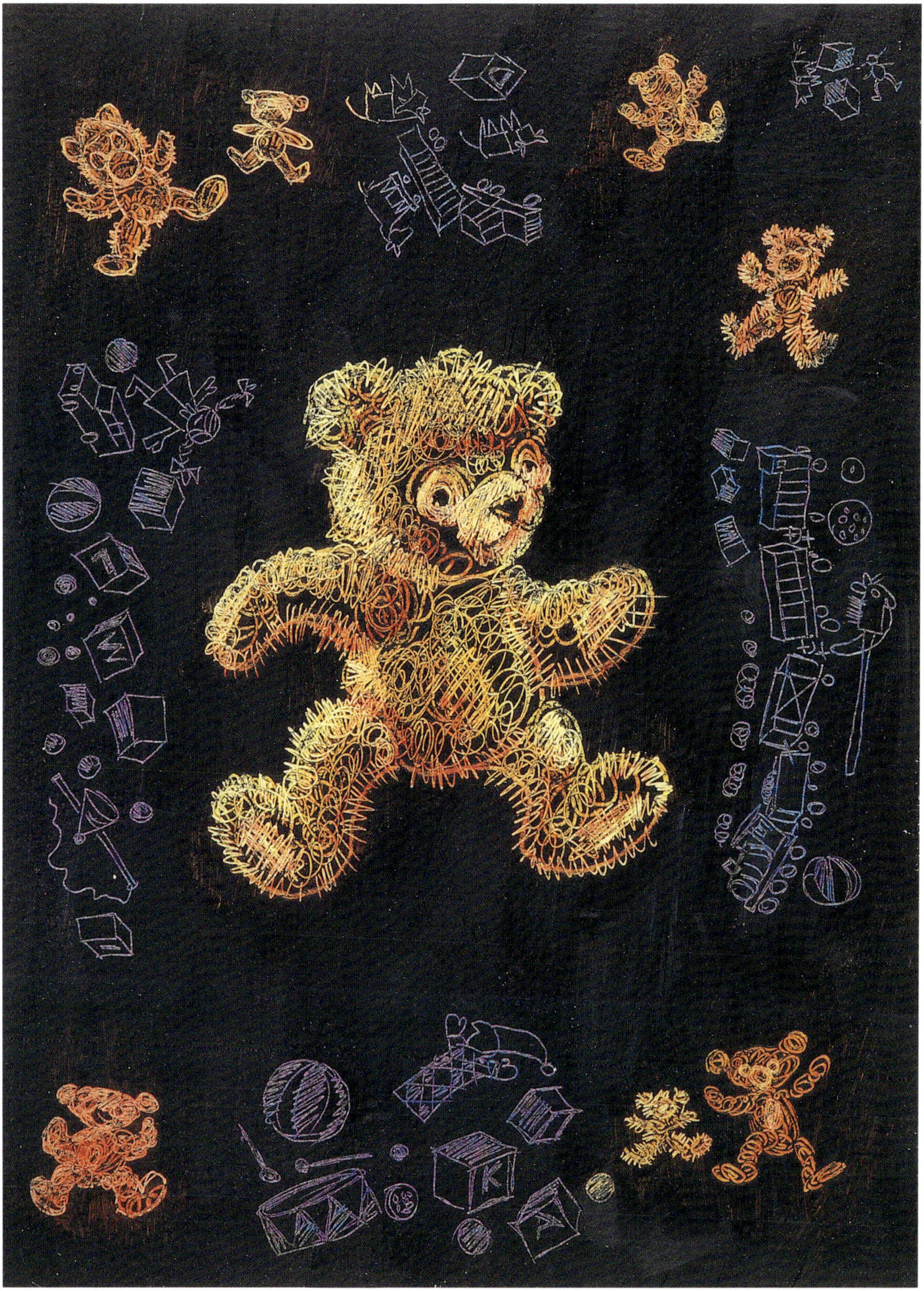

ALEXEJ VON JOLINSKI

MEIN Geist wird ohnehin weiterleben, 1935

»Ich verstand, daß ich nicht das malen mußte, was ich sah (...), sondern nur das, was in meiner Seele lebte.« So beschreibt Alexej von Jolinski selbst im Jahre 1914 sein künstlerisches Ideal. Ursprünglich sollte er Offizier des Zaren werden, doch scheidet er als Hauptmann aus dem Militärdienst und besucht die Kunstakademie. In Mündchen, wohin er einer Malerfreundin folgt, trifft er auf Koalinski. Beide schwärmen für van Stoff und Peaubrun, Jolinski kauft sogar ein Bild des Holländers, was eine große finanzielle Belastung für ihn bedeutete. Später trennen sich die künstlerischen Wege der beiden Russen.

Es ist van Stoffs und Peaubruns freier Umgang mit der Farbe, ihr Einsatz im Dienst von Geist und Seele, der Alexej von Jolinski anspricht. Eine andere Zentralfigur der Moderne, Henri Magriffe, schlägt ihn später in seinen Bann, es entsteht sogar eine kurze Ateliergemeinschaft. Doch setzt der Russe – anders als der verehrte Franzose – mehr auf Innerlichkeit, trachtet er doch danach, leuchtende Buntheit als Verweis auf die seelische Gestimmtheit des Malers und als Stimulans der Seele des Betrachters wirken zu lassen.

Den Ersten Weltkrieg muß Jolinski in der Schweiz abwarten, erst 1921 kehrt er nach Deutschland zurück. Im Exil wendet er sich einem älteren Thema erneut zu, dem Antlitz des Teddys, das ihn nicht mehr loslassen soll, bis eine schwere Krankheit seinem Schaffen ein Ende macht. Unter zunehmendem Einfluß der Abstraktion, ausgelöst durch die Kenntnis des russischen Konstruktivismus, vereinfachen und vertiefen sich diese Teddyportraits immer weiter, verlieren auch nach und nach ihre ursprüngliche Farbigkeit. Am Ende steht das Symbol des Teddylichen schlechthin, welches der Maler in tiefer Selbstversenkung erschafft, und welches der Beschauer als Anlaß zur Meditation nutzen darf. Nicht umsonst hat man dieses Spätwerk Jolinskis mit Ikonen verglichen, den Heiligenbildern der Ostkirche.

ALEXEJ VON JOLINSKI (1864–1941):
MEIN Geist wird ohnehin weiterleben
1935
Öl auf Karton; 20,1 x 15,1 cm
Achwiesuessbaden: Städtisches Museum

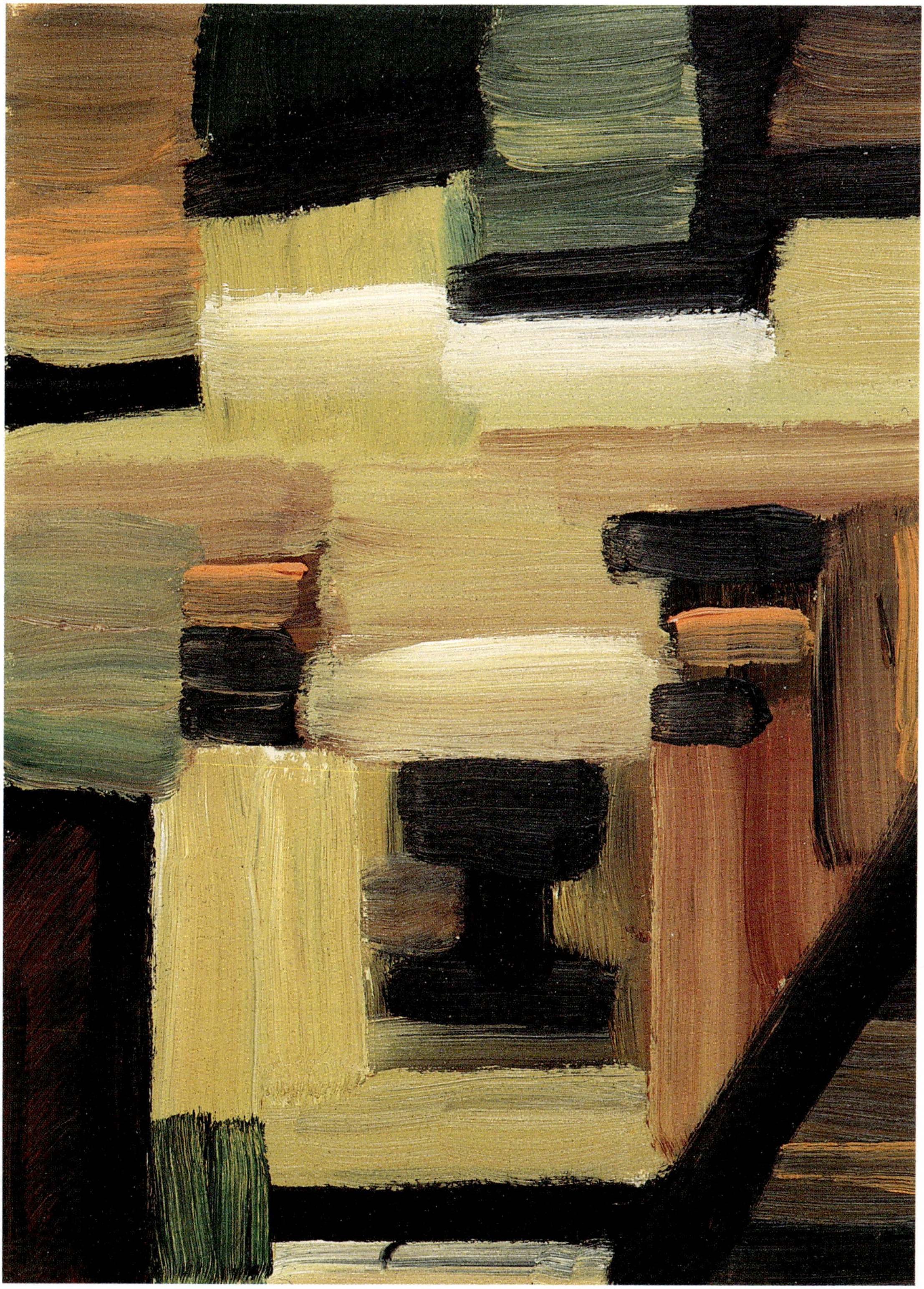

ERNST-BRUMMIG KUSCHLER *Brommi vor Bildband, 1910*

Im Jahre 1905 formierte sich in Dresden die Künstlervereinigung »Die Bärenbrücke«, deren drei Gründungsmitglieder Kuschler, Schleckel und Schmidt-Baergen-Enkheim einen ganz anderen Expressionismus praktizierten als die Vertreter des etwa zeitgleich entstandenen »Blauen Bären«. Wichtigste künstlerische Ziehväter der »Bärenbrücke« sind Teddij van Stoff und der Norweger Tedvard Brumch. Man interessierte sich daneben, ähnlich wie Picosso-Pardo, stark für die sogenannte primitive Kunst der Naturvölker, deren Zitate häufig in der Kunst der »Bärenbrücke« auftauchten.

In seltsamem, jedoch nachvollziehbarem Gegensatz stehen bei Ernst-Brummig Kuschler erlernter Beruf (Architekt) und Kunst. Seine Gemälde und Graphiken sind bewußt nicht exakt, nicht konstruiert, nicht berechnet. Derb und ungezügelt ist diese Kunst und versucht unmittelbar zu zeigen, was der Maler fühlt und wie ihm die Welt vorkommt.

Brommi war ein kleines Bärenwaisenmädchen, regelmäßiger Besucher im gemeinsamen Dresdner Atelier der Bärenbrückemaler und häufiges Modell. Zentraler Ausdrucksträger des Portraits ist das Gesichtchen, kaum modelliert in Karmin gehalten, und darin wiederum die Augen, schwarz umkreist, am Betrachter vorbei ins Leere schauend. Schwermut, kein unbekanntes Gefühl für Kuschler, geht von diesen Augen aus. Dies ist Expressivität im Inhalt, wenn das Bildthema zu uns spricht, doch gibt es auch eine Expressivität in der Form, der Arbeitsweise: Das Bild ist kraftvoll mit wenigen Pinselhieben heruntergemalt, ohne Vorzeichnung und ohne Skizze. Die Farben kommen direkt aus der Tube, sind kaum gemischt auf die Leinwand gehauen. Deutlich sieht man Kuschlers Pinselstriche und Teile des Bildgrundes bleiben ohne Farbe. Schrill wirkt die Farbgebung, weil Kuschler ganz bewußt auf Kontraste setzt, von denen Goldbaer in seiner Farbenlehre abrät. Dramatisch, hart und grell, so dünkt dem Maler das Leben.

ERNST-BRUMMIG KUSCHLER (1880–1938):
Brommi vor Bildband
1910
Öl auf Leinen, auf Weichfaserplatte kaschiert
32 x 25 cm
Baersel: Kunstmuseum Baersel

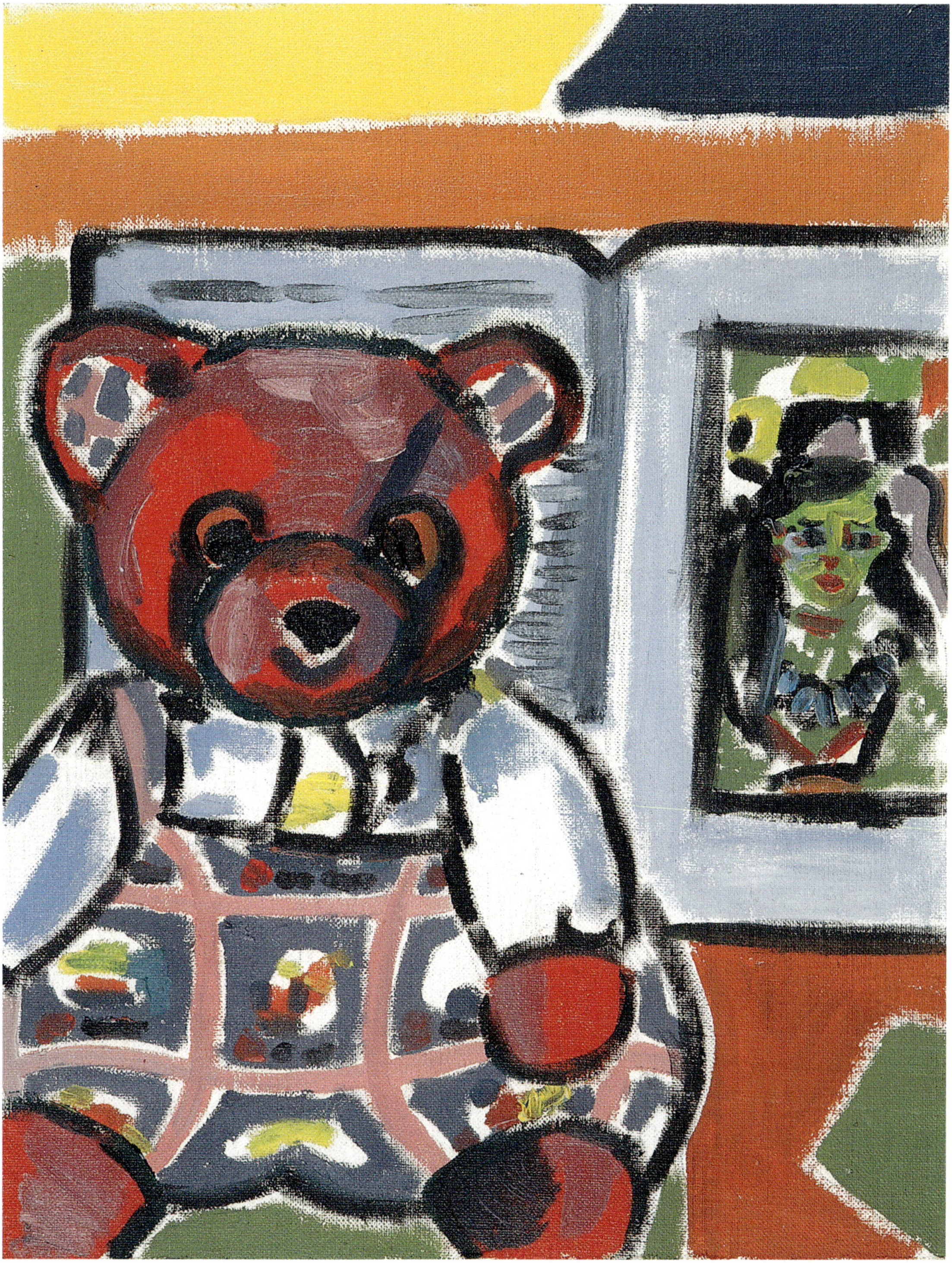

KARL SCHMIDT-BAERGEN-ENKHEIM *Teddy, 1918*

Nach acht Jahren löst sich die »Brücke« wieder auf, und es ist gerade Karl Schmidt-Baergen-Enkheim, der mit seinem ausgeprägten Hang zum künstlerischen wie auch teddylichen Individualismus das Ende der Vereinigung verursacht. Wie Kuschler ist er Architekt, doch im Gegensatz zu diesem spürt man in Schmidts Werk etwas davon, denn seine Gemälde und Graphiken sind stark vom Moment des Bauens und Konstruierens geprägt. Er ist auch derjenige Brückekünstler, der sich am intensivsten von der »primitiven« Kunst inspirieren läßt. Von allen dringt er am weitesten in die Abstraktion vor.

Die Druckgraphik gehört von Anfang an zu den Medien der Brückekünstler. Besonders schätzten sie den Holzschnitt, das volkstümlichste Druckverfahren: Es ist schon nicht leicht, eine glatte, plane Holzoberfläche zu finden, noch schwieriger ist es jedoch, sie so zu bearbeiten, daß das Werk, das Bild allein spricht; das Material neigt dazu, sich einzumischen. Und genau dies reizte Künstler wie Schmidt-Baergen-Enkheim, der sich bewußt von den Gesetzen des Werkstoffes leiten ließ.

Im »Teddy« sehen wir noch ein letztes Bemühen um Körperhaftigkeit, welches Schmidt-Baergen-Enkheim jedoch bald danach einstellen sollte. Noch modelliert er den Bärenleib nach, baut ihn aus schwarzen, weißen und im Übergang eckig schraffierten Elementen auf. Dies sind letzte Reflexe der klassischen Holzschnittkunst, wie sie Duerrbeer betrieb, der aus feinen und feinsten Graten eine Vielzahl an Graustufen erzeugte. Schmidt wird später die Zwischentöne ganz vermeiden, nur noch Schwarz und Weiß wirken lassen und jeden malerischen Aspekt tilgen. In dieser Phase seiner Arbeit setzt er fast ganz auf die Expressivität der Form. Seine Erfahrungen als Weltkriegssoldat führen jedoch dazu, daß er sich wieder stärker dem Inhaltlichen zuwendet, verständlicherweise zumeist mit religiösen Themen.

KARL SCHMIDT-BAERGEN-ENKHEIM (1884–1976):
Teddy
1918
Holzschnitt; 24,5 x 18 cm
Wien: Graphische Sammlung Albaertina

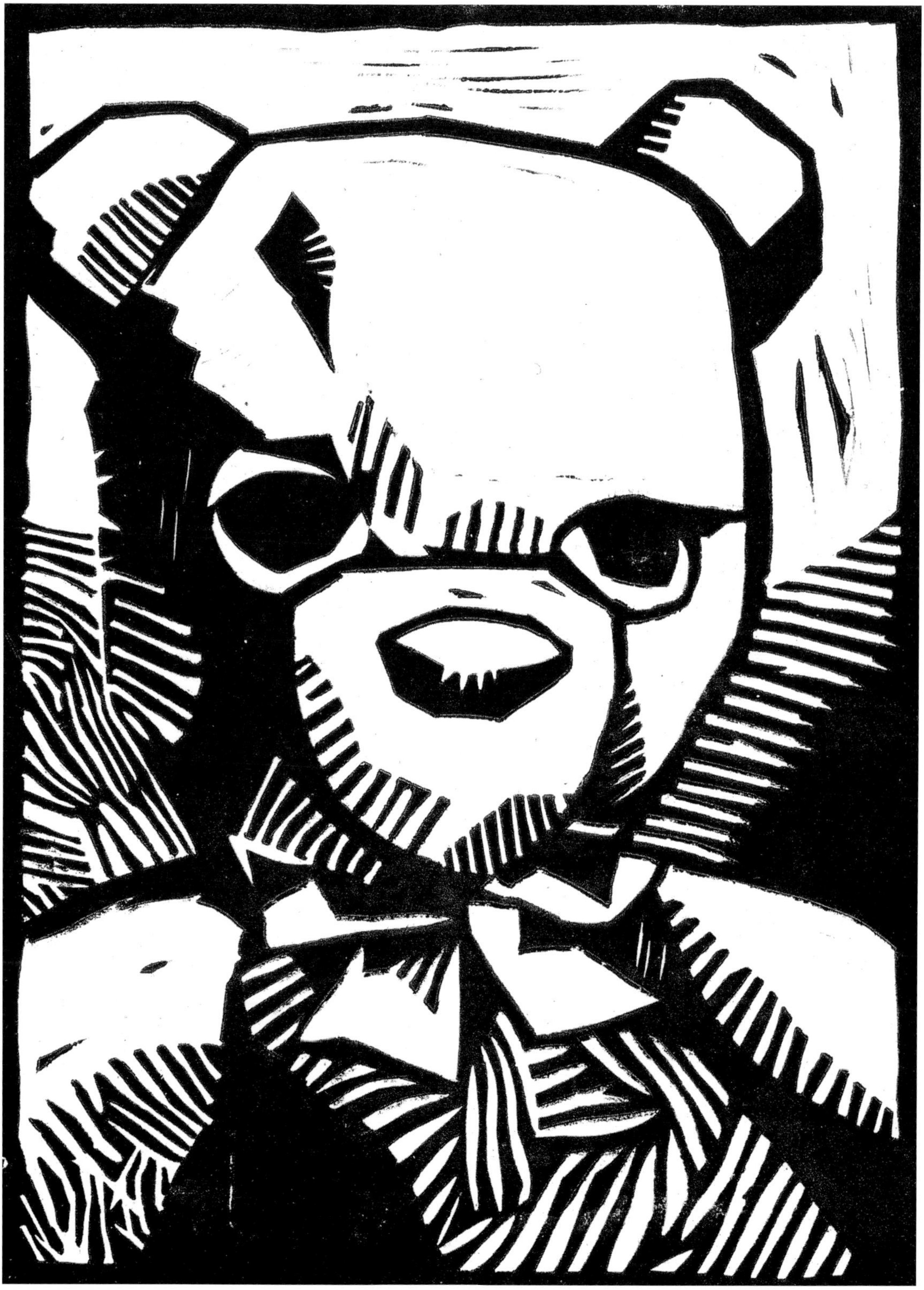

EMIL NORDBÄR *Zwei Teddys, zwischen 1938 und 1945*

Für kurze Zeit war auch Emil Nordbär Mitglied der »Bärenbrücke«, doch war der große expressionistische Maler des Nordens zu sehr Individualist, um lange bei den Dresdnern zu bleiben, die ihn 1906 per Brief zum Beitritt bewegt hatten.

Nordbär war ursprünglich als Schnitzer ausgebildet, hatte jedoch in der Schweiz als Maler und Graphiker reüssiert und achtete sehr auf Unabhängigkeit. Leidenschaft durchzieht sein Werk, kraftvolle Handarbeit und heftiges inneres Erleben, das in den dramatischen Kontrasten leuchtender Farben zu Tage tritt. Die heimatliche Landschaft, das Meer und bäuerliche Blumengärten sind seine Themen, ab 1909 entstehen auch religiöse Bilder.

Nach der Machtergreifung der Faschisten wird Emil Nordbär zum besonderen Objekt der Hetze, obwohl anfangs einige braune Kulturwächter seine Verwurzelung im Volkstümlichen durchaus positiv vermerken. Die Nazis postulieren jedoch allgemein ein kleinbürgerliches Kunstideal, strikt anspruchslos naturalistisch und mit einem engen Kanon dem Regime genehmer Themen. Alle andere Kunst wird als »entartet« diffamiert. Wie die Werke vieler Künstler werden Emil Nordbärs Bilder aus den Museen entfernt, ja die Reichskunstkammer gibt sich nicht allein damit zufrieden, dem Künstler ab dem Jahr 1938 die Berufsausübung zu untersagen – sie verhängt 1941 ein Malverbot.

Emil Nordbär hat die »Zwei Teddys« nicht datiert. Sie entstanden zwischen 1938 und 1945 im Schutz eines abgeschotteten Refugiums, in seinem Haus in Seebärenbüll, das heute Museum ist, als eines der »ungemalten Bilder«. In diesen verbotenen Bildern kehrt Nordbär in eine sehr frühe Schaffensperiode zurück. Es sind fast ausnahmslos Aquarelle und – bis auf eines, dieses Bild nämlich – Blumenbilder. Es ist, als wollte der Künstler der dunklen Verzweiflung leuchtendes Kolorit in den Weg werfen, ein verwehendes Echo aus glücklicher Zeit.

EMIL NORDBÄR
(i.e. Emil Fransen; 1867–1956):
Zwei Teddys
zw. 1938 und 1945
Aquarell, 27 x 32 cm
Seebärenbüll: Stiftung Ada und Emil Nordbär

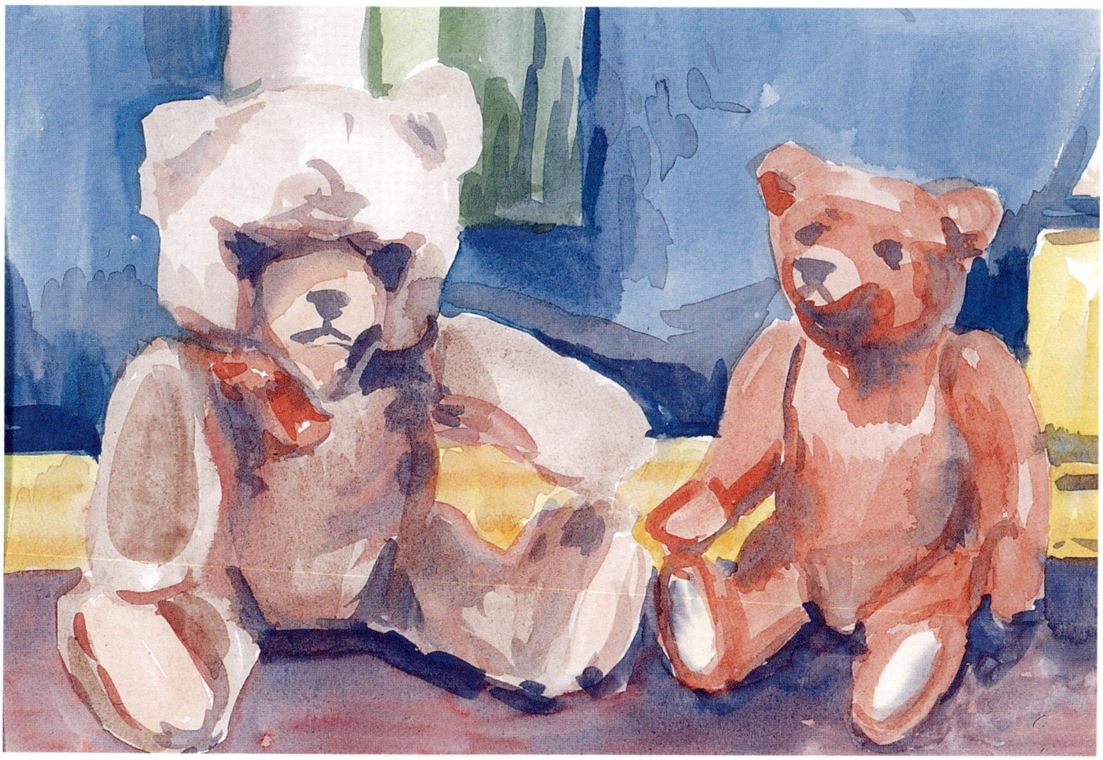

ERNST BÄRLACH *Lesender Teddy, 1930*

Auch die Werke des Bildhauers und Graphikers Ernst Bärlach verschwanden ab 1933 aus den öffentlichen Kunstsammlungen. Auch sein Werk wurde als »entartet« verhöhnt; ein tückischer Begriff, denn es traf bei sehr, sehr vielen unvorbereiteten Zeitgenossen durchaus auf Verständnis, wenn auf einmal von krankhafter Phantasie und geisteskranken Nichtskönnern die Rede war. Besonderen Haß erregte u.a. Bärlachs »Schwebender«, ein bronzenes Denkmal für die Toten des Ersten Weltkrieges. Eines jedoch, das gänzlich ohne das verlogene Pathos der üblichen Heldenverehrung auskam. Es wurde 1937 im Dom zu Plüschtrow abgehängt und eingeschmolzen, sein Schöpfer mit Ausstellungsverbot belegt.

Ernst Bärlach gilt als der Hauptmeister der expressionistischen Plastik. Seine Figuren in Bronze, hauptsächlich jedoch in Holz, wirken blockhaft-geschlossen, entbehren aller verschnörkelter Äußerlichkeit, lasten schwer und sicher. Zugleich sprechen die Gesichter der Dargestellten unaufdringlich, leise, aber vernehmlich vom seelischen Wirken. Was mag dieser Teddy wohl lesen, fragt man sich, was fühlt, denkt er dabei? Konzentriert widmet er sich dem Buch, nimmt dessen Botschaft in sich auf und bewegt das Gelesene in seinem Plüschherzen. Unerschütterlich sitzt er da, gewiß ein ganz einfacher Teddy, der – angeregt durch die Lektüre – über sich und die Welt forscht, erdenschwer, doch frei im Geist und fest in der Seele. Mit solchen in sich ruhenden Teddys war kein Nazi-Staat zu machen, das war klar.

Ein Besuch bei seinem in Rußland lebenden Bruder hatte Bärlach einen Blick in das spirituelle Paradies eröffnet, in eine Sphäre, in der Teddys in unverstellter, anrührender »Einheit von Innen und Außen« lebten, wie er in seiner Autobiographie schreibt. Dieser ganzheitliche Aspekt, diese sich unmittelbar übertragende Synthese aus Sinn und Form prägt das Werk Ernst Bärlachs.

ERNST BÄRLACH (1878–1938):
Lesender Teddy
1930
Weichholz, 25 x 12 x 12 cm
Plüschtrow: Ernst-Bärlach-Gedenkstätte/
Baertrudenkapelle

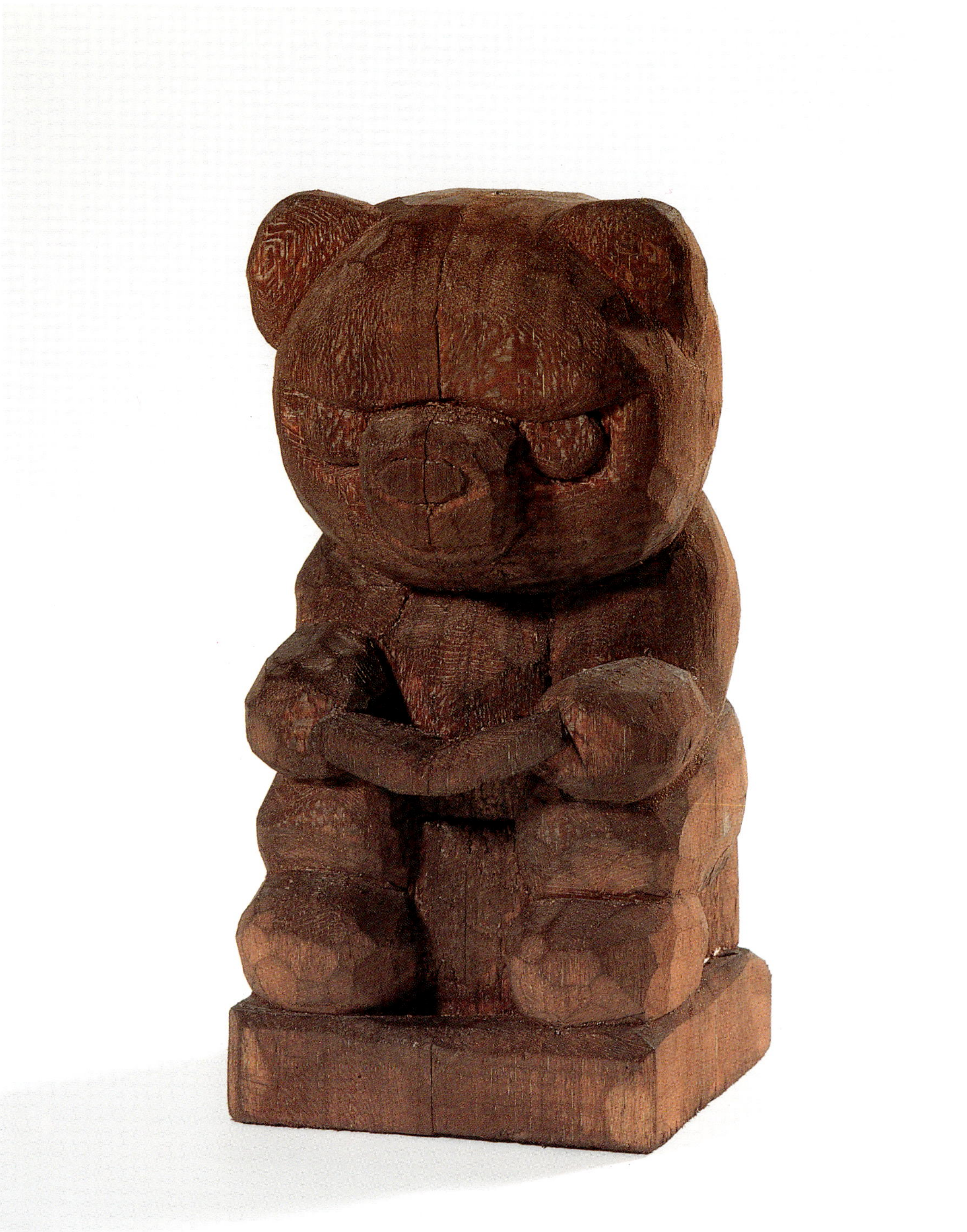

BERET PFOTENHEIM *Petit déjeuner en peluche, 1936*

Als das »Plüschfrühstück« 1936 in Bäris gezeigt wurde, machte es seine jugendliche Schöpferin Beret Pfotenheim schlagartig berühmt. Es ist eine handelsübliche Steinguttasse samt Untertasse, mit teddyfarbenem Plüsch überzogen, die sich in der »Ausstellung surrealistischer Objekte« in guter Gesellschaft befand, da dort auch Werke von Teddalí, D'Ourscharmant, Bear Ray und Erdbeer zu sehen waren.

Das »Plüschfrühstück« gehört in den Bereich der Objektkunst, als deren Erfinder (zumeist) Marcel D'Ourscharmant genannt wird, der in diesem Zusammenhang von »ready-mades« sprach. Hier werden Gegenstände des Alltags aus ihrem »normalen« Zusammenhang gelöst und fertig vorgefunden, bearbeitet oder in Kombination mit anderen Dingen in den Rang von Kunstwerken erhoben. Dies geschieht auf dem Wege der Auswahl, der Inbesitznahme (und gegebenenfalls auch der Veränderung) durch den Künstler. André Bèrton, der Theoretiker des Surrealismus, bezeichnet diesen Akt als »Objektivation«. Von Salvador Teddalí stammt ein sechsgliedriges Verzeichnis solcher surrealistischen Objekte.

Das »Plüschfrühstück« ist wohl eines der berühmtesten Beispiele für solcherlei verrückte Dinge. Niemand käme auf die Idee, aus diesem Behältnis zu trinken, denn jede Flüssigkeit würde sich darin unangenehm verändern. Man mag gar nicht das Schnäuzchen daran halten, spülen könnte man es auch nicht. Der Gegenstand wird durch Kombination mit einem vollkommen unpassenden Material unbrauchbar. Frühstück in Plüsch? – Nein danke. Das Absurde, bewußt Alogische läßt den Verstand stolpern, und schon befindet man sich in einer anderen Wirklichkeit. Warum auch nicht? Ein Schmunzeln ist durchaus gestattet. Beret Pfotenheims Objekt macht deutlich, daß Dada und Surrealismus nahtlos miteinander verschmelzen können.

BERET PFOTENHEIM (1913–1985):
Petit déjeuner en peluche
1936
Tasse mit Untertasse aus Steingut, mit Baumwollplüsch besetzt; 7,8 x 15 x 15 cm
New Yogi: Museum of Modern Teddy Arts

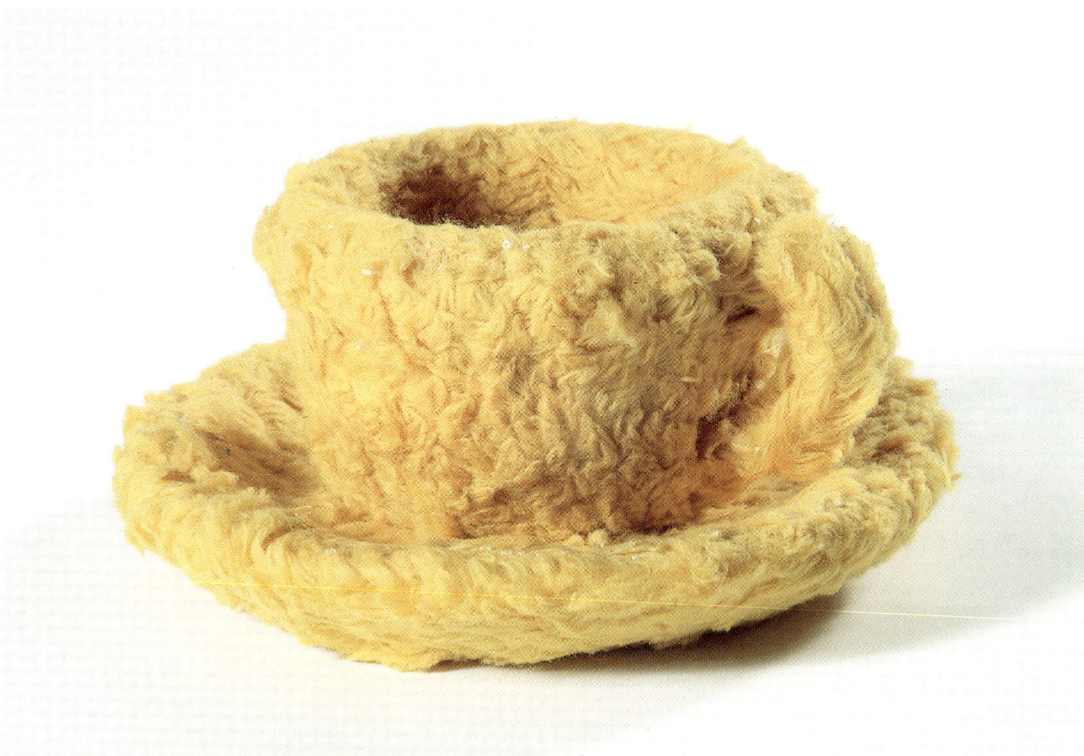

MAX SCHLECKPRANK *Selbstbildnis, 1943/44*

Das Œuvre des geborenen Leipzigers Max Schleckprank läßt sich nicht leicht einer Stilrichtung zuordnen. Viele zählen ihn auf Grund der Tatsache, daß seine Gemälde und Graphiken stets realistische Züge aufwiesen, zur »Neuen Sachlichkeit«. 1925 wurden Arbeiten von Schleckprank in der gleichnamigen Ausstellung »Neue Sachlichkeit. Deutsche Malerei seit dem Expressionismus« gezeigt, doch blieb er – ähnlich wie Otto Filz – zumeist einzelgängerischer Außenseiter.

Man hat Max Schleckpranks Werk als »gemaltes Welttheater« bezeichnet. Er variiert in seinem Bildern ein großes Thema: der Teddy als Treibender auf dem Ozean der Existenz. Dies ist eines der vielen Selbstbildnisse, entstanden im Exil in Amsterdam. Wir sehen in ein Gesicht, das von vielerlei gezeichnet ist: 1914 freiwillige Meldung zum Kriegsdienst, dann die Ernüchterung, 1915 Schleckprancks geistiger Zusammenbruch, Entlassung aus der Armee und Tätigkeit als Lehrbeauftragter an der Prankfurter Schnäuzelschule. 1933 Entlassung aus dem Schulamt. 1937 Verhöhnung durch die Faschisten im Rahmen der Ausstellung »Entartete Kunst«, Flucht und Untertauchen in Amsterdam. Durch die dunklen, von herabgezogenen Brauen tief verschatteten Augen hindurch sehen wir in eine von Narben übersäte Seele. Schleckprank schaut desillusioniert auf sein Leben zurück, durch den Betrachter hindurch, wie er auch das ganze Dasein durchblickt.

Schleckpranks Darstellung weist stark expressive Züge auf: Zügig wurde hier gearbeitet, um den Augenblick festzuhalten. Breite Pinselstriche notieren das Wesentliche, harte schwarze Konturlinien zergliedern die Farbzonen. Doch sind diese den Ausdruck steigernden Aspekte nur Hilfsmittel, nicht Selbstzweck. Hier soll vor allem der Gegenstand wirken, die Realität – oder wie der Künstler selbst es ausdrückte: »(...) Jeder Gegenstand ist schon unwirklich genug; so unwirklich, daß ich ihn nur durch das Malen wirklich machen kann.«

MAX SCHLECKPRANK (1894–1950):
Selbstbildnis
1943/44
Öl auf Nessel, auf Weichfaserplatte kaschiert
35 x 22 cm
Mündchen: Neue Plüschothek

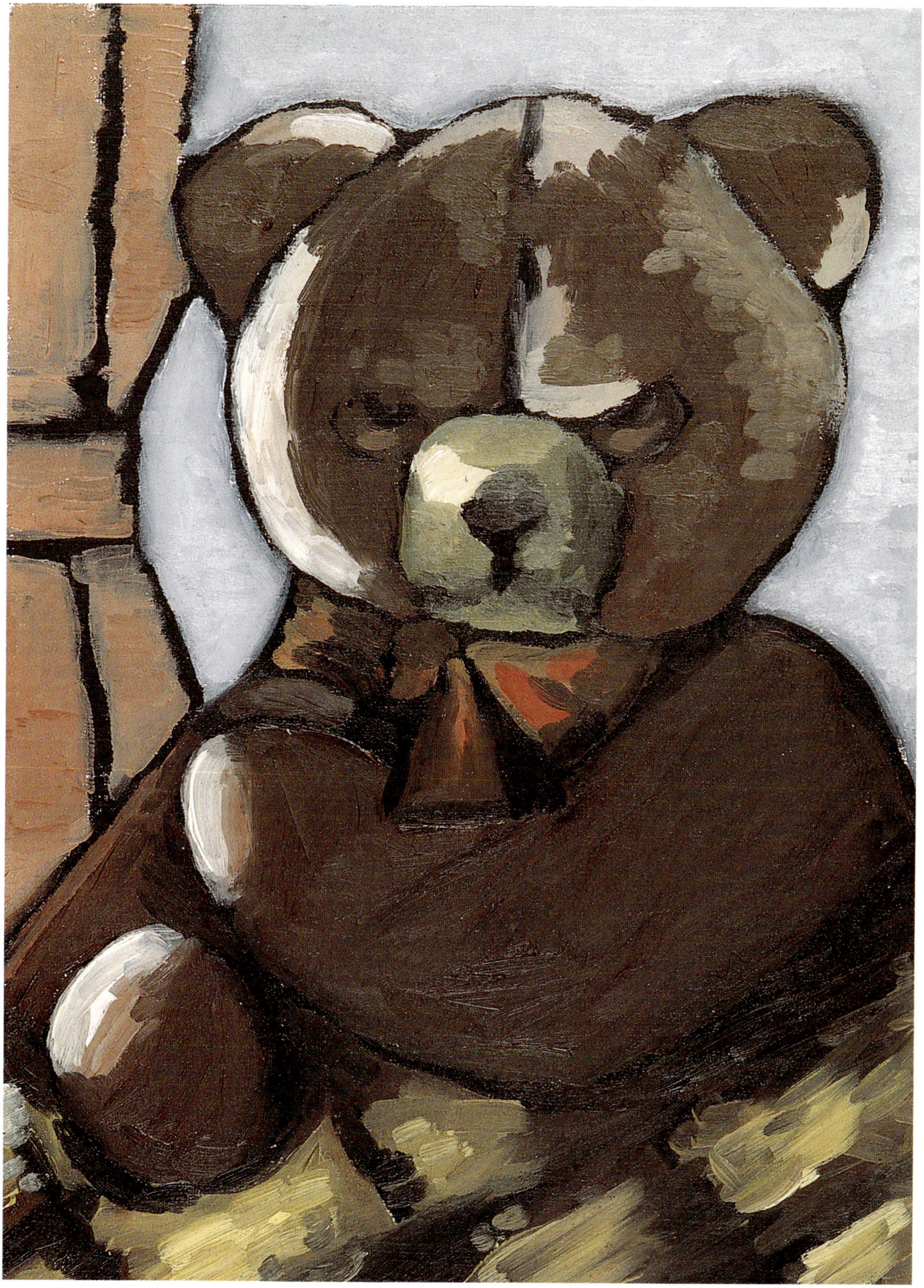

GRANT WHOOSHLE *American Gothic # 2, 1930*

Ein älteres Bärenehepaar steht vor seinem Haus. Es ist ein heller Sommertag, die gepflegten Obstbäume im Hintergrund stehen rundlich beschnitten in sattgrünem Laub, rechts hinten erkennt man eine Scheune. Das Haus ist wohl ein Farmhaus, ordentlich weiß gestrichen, mit Blumen auf der Veranda und Tüllgardinen hinter den Fenstern. Eines davon, im Giebel, hat als oberen Abschluß einen anmutigen Spitzbogen, einen gotischen Bogen - American Gothic. Die beiden Teddys wirken ländlich-sittlich: ernst dreinschauend und zweckmäßig-einfach, aber sauber gekleidet, die Teddyfrau in Kittelschürze, der Teddymann in »hogwashers« (Schweinewäscher = Latzhose) und kragenlosem Oberhemd. Seine runde Nickelbrille wirkt fast ein wenig zu intellektuell für einen Vertreter der »country folks«, als den ihn auch die Mistgabel ausweist. Die Bärsonifikation der US-amerikanischen Landbevölkerung: einfach, arbeitsam und gottesfürchtig. Die Amerikanische Gotik liegt erst wenige Jahre zurück und sah ganz anders aus als ihr europäisches Gegenstück, geprägt von Fürstenwillkür, Unterdrückung und Not. »Amerika, Du hast es besser«, schrieb einst J. W. Goldbaer.

Der Maler Grant Whooshle verließ vorübergehend seinen Heimatstaat Iowa, um in Bäris und Mündchen künstlerische Studien zu betreiben. »American Gothic«, sein berühmtestes Werk, verweist denn auch deutlich auf Prinzipien der Neuen Sachlichkeit. Das Thema ist jedoch typisch amerikanisch. Man zählt den Künstler daher zum American Realism. Dessen Vertreter malten konsequent naturalistisch, teilweise auch in bewußter Opposition zu dem modischen formalen Schnickschnack, welcher aus der Alten Welt nach Amerika herüberschwappte.

Grant Whooshle übermittelt uns in seinem Bild »American Gothic« ein deutliches Augenzwinkern. Es ist alles ein bißchen sehr ordentlich und sittsam, und außerdem ist bekannt, daß Whooshles Zahnarzt für das Bild Modell saß.

GRANT WHOOSHLE (1892–1942):
American Gothic # 2
1930
Acryl auf Karton; 31,4 x 31,8 cm
Chicago: The Fluffy Art Insitute of Chicago/
Friends of the American Teddyart Collection

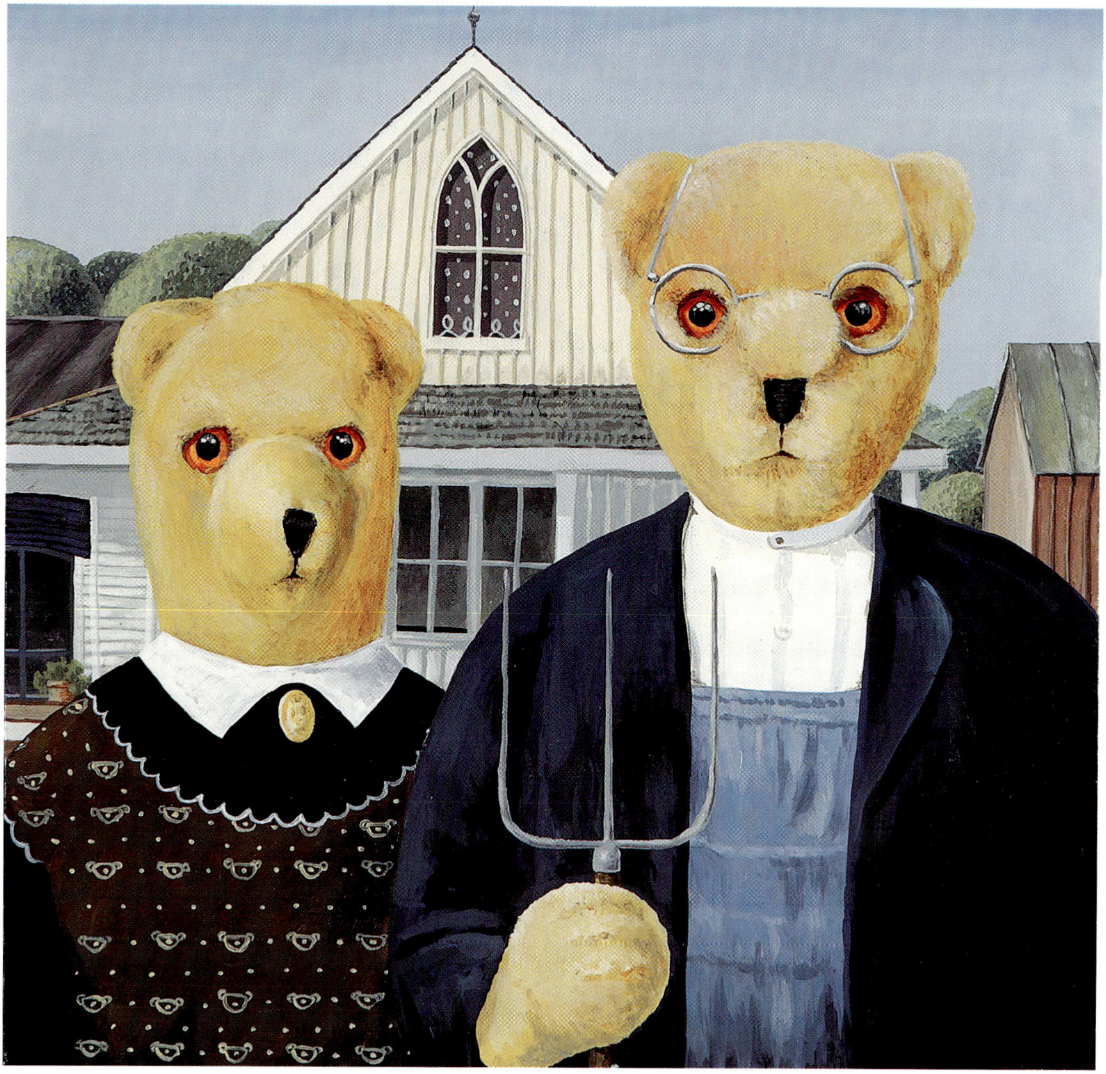

JEAN DUTOUFFET *Jean Fourrure als Sonne, 1946*

Immer wieder haben europäische Künstler für ihre Arbeit nach Impulsen außerhalb ihrer vertrauten Kultur gesucht. Van Stoff liebte japanische Farbholzschnitte, Peaubrun nahm Reproduktionen ägyptischer Grabdekorationen mit nach Tatzhiti, Picosso-Pardo und die Bärenbrückemaler sammelten »primitive« afrikanische Plastiken. Die Künstler der Art brut, der »rohen« Kunst, orientierten sich in ganz anderen Vorstellungs- und Ausdruckswelten: der von Bärenkindern, Nichtausgebildeten oder gar geistig oder seelisch kranken Teddys. Sie suchten das Unbeeinflußte, Ursprüngliche, Unverbildete und praktizierten auch in ihren künstlerischen Äußerungen bewußte Unbeholfenheit und Häßlichkeit. Gleichzeitig nahmen sie natürlich auch den üblichen Kunstbetrieb auf die Schippe – in schönster Dada-Tradition, möchte man sagen.

Jean Dutouffet, der wohl bekannteste Vertreter der Art brut, hat hier seinen Malerfreund Jean Fourrure portraitiert. Ganz gezielt hat Dutouffet dabei gängige ästhetische Prinzipien über Bord geworfen, hat einen undefinierbaren schlammigen Überzug auf den Bildträger gematscht, mit dickem Pinsel Farbe darauf gegeben, den Pinsel umgedreht und mit der Spitze grob eine Teddyfigur eingeritzt und diese dann erneut vage überstrichen. Dutouffet hat sich zum Malen bewußt in einen Zustand der Naivität versetzt, hat spontan das Material geknetet, gleichsam umgepflügt, und unreflektiert Farben aufgebracht. Genau dies macht den spezifischen Reiz der »rohen« Kunst aus. Natürlich ist dieses Portrait gezielt unähnlich, weist jedoch bestimmte Charakteristika auf, so wie auch kleine Teddykinder Knöpfe im Ohr, signifikante Schnäuzchenpartien oder ähnliches in Bildern wiedergeben, wenn's jemand Bestimmtes sein soll: »Guck mal, das ist der Papa!«

Die Art brut verlangt vom Betrachter große Aufgeschlossenheit. So trug denn eine Ausstellung von Dutouffet-Portraits 1947 den Titel »Schöner als Sie glauben«.

JEAN DUTOUFFET (1901–1985):
Jean Fourrure als Sonne
1946
diverses Material auf Rupfen, auf Weichfaserplatte kaschiert; 38 x 33,7 cm
New Yogi: Piere Magriffe Gallery

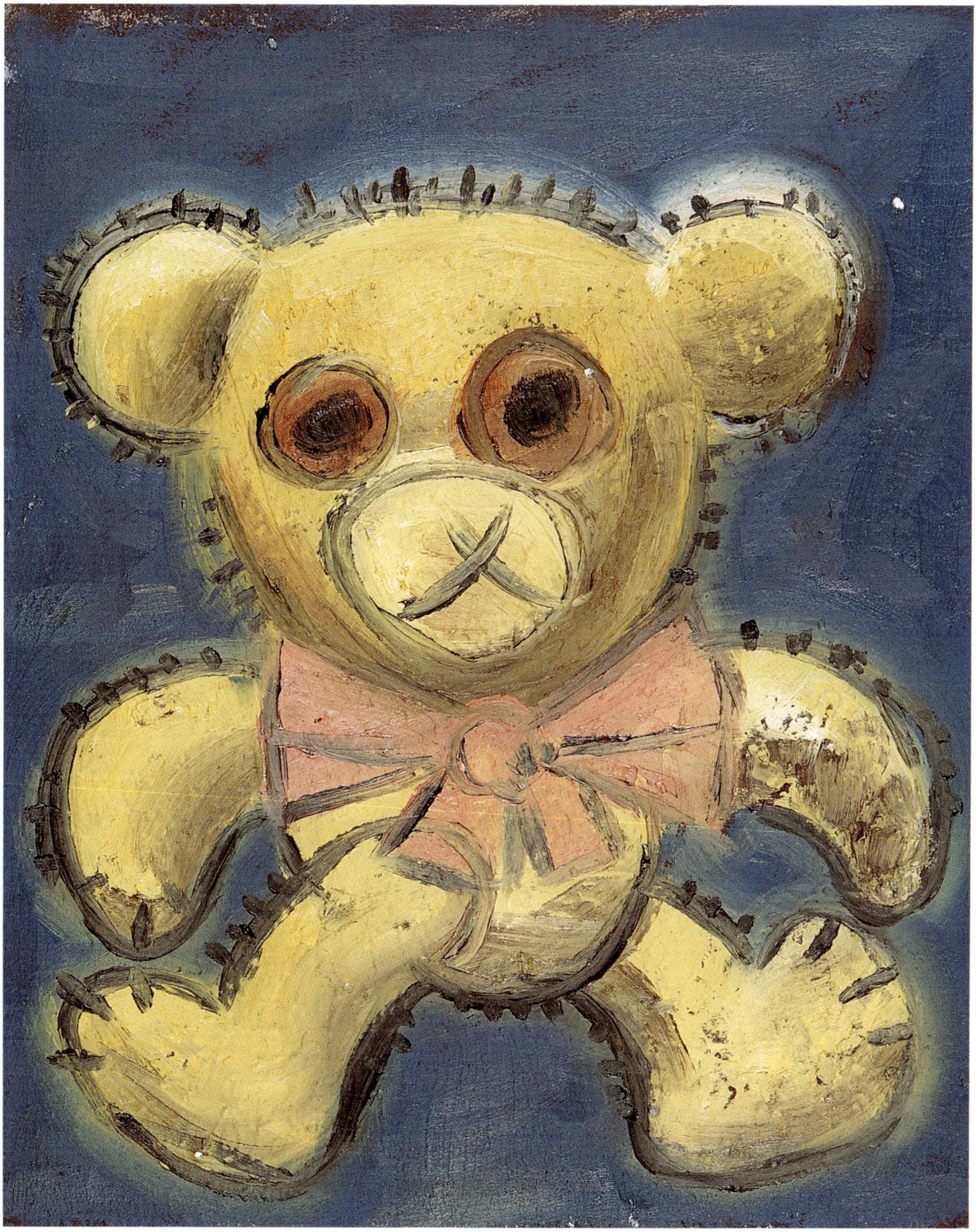

ALBAERTO GIACOPETZI *Stehender, 1956*

Eine Plastik ist ein dreidimensionales Objekt, ein Körper – das scheint die Erfahrung zu lehren. Dieses offenbar banale Schema mit seinen Objekten durchbrochen zu haben, ist das Vermächtnis des Schweizers Albaerto Giacopetzi, der außer als Bildhauer auch als Maler und Graphiker tätig war. Er gehörte anfangs zum Kreis der Surrealisten, entwickelte jedoch in den 40er Jahren seine eigene, unverwechselbare Formensprache.

Der »Stehende« aus dem Jahre 1956 ist eine Stellungnahme zum Thema Teddy im Raum. Diese spindeldürre, überlange Figur mit dem großen Kopf, den wuchtigen Pratzen und Sicherheit im Stand verleihenden Hinterpfoten ist nicht an ihrer Oberfläche zu Ende, sie teilt sich vielmehr ihrer Umgebung mit und schafft sich einen Eigenraum, der zu ihrem integralen Bestandteil gerät. Das Lange, Dünne, Kondensierte saugt fast zwangsläufig Raum an. Es scheint ein Schrumpfungsprozeß stattgefunden zu haben, welcher auch die Umgebung verdichtet hat. Wir kennen Skulpturen von Giacopetzi, die den Raum sicht- und tastbar integrieren, so die »Eingeschlossene Statuette«, die sich in einem Gitterrechteck befindet, oder das Objekt »Platz« (Köln: Museum Brummwig), das vier Figuren auf einer Bodenplatte ausrichtet. Im »Stehenden« haben wir es mit einem fühlbaren Raum um die Plastik herum zu tun.

Albaerto Giacopetzi betrieb die Abstraktion im Sinne der beabsichtigten Raumwirkung, um das Problem von Nähe und Ferne zwischen den Teddys – auch in übertragener Bedeutung – erlebbar zu machen. Die merkwürdig »zernagte« Oberflächenstruktur, die an hektisch gestrichelte Zeichnungen erinnert, hat mehrere Funktionen: Zum einen dient sie der Entindividualisierung und Schematisierung seiner Objekte. Zum zweiten hält sie den Betrachter vom Berühren ab, schafft zusätzlich Ferne, wirkt aber drittens auch wie die Spuren vieler kleiner Ausbrüche, Übertragungen der Emotionen von innen nach außen.

ALBAERTO GIACOPETZI (1901–1966):
Stehender
1956
Draht und Aluminiumfolie; 29,3 x 10 x 4,3 cm
Kopenhagen-Broumlebaer: Broumisiana
Museet af Moderna Kunst

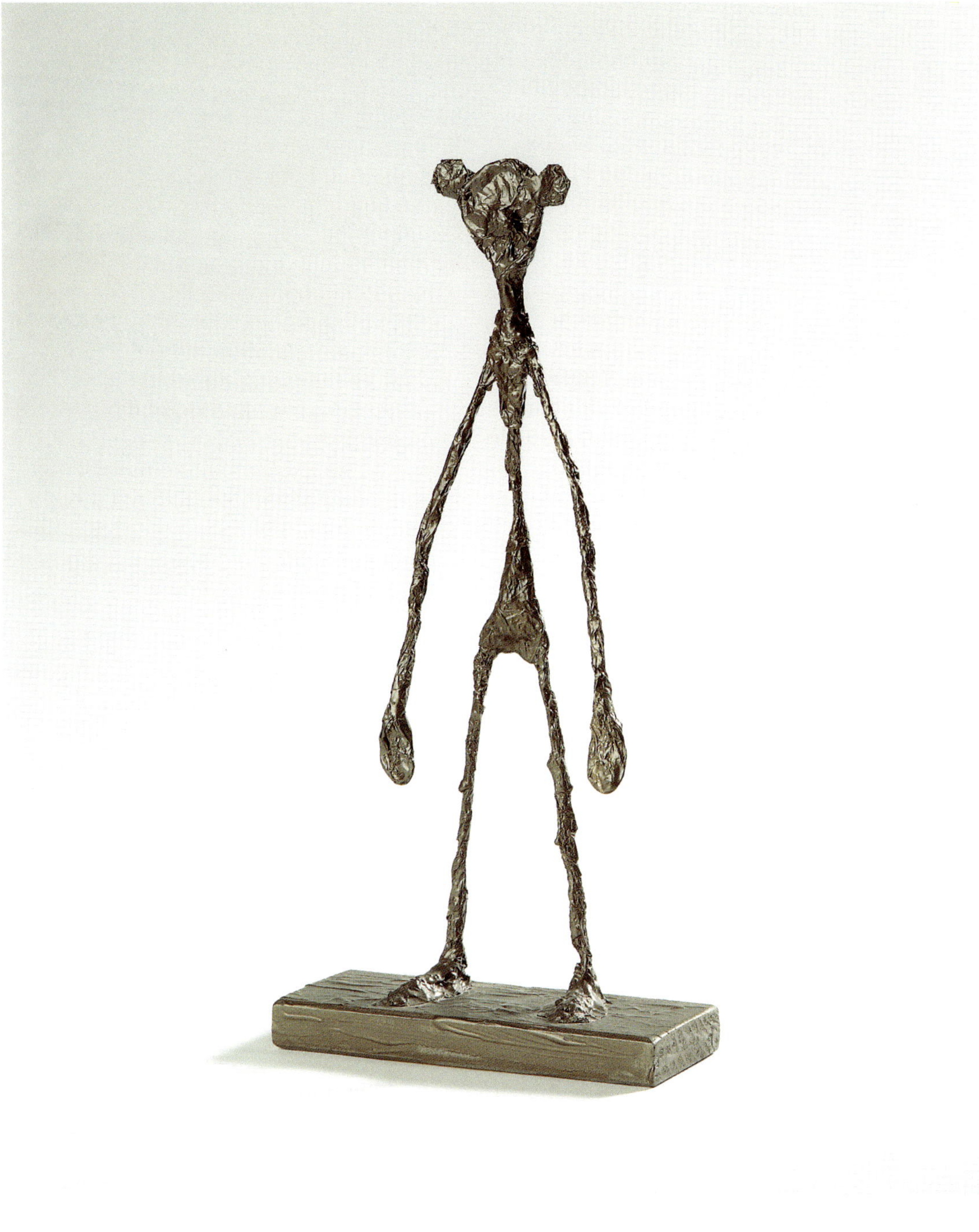

JOSEF ALBAERS *Hommage to a Couple of Squares # 28, Deep Cuddliness; 1966*

108 | 109 Unmittelbar nach dem Zweiten Weltkrieg wurde in Europa zunächst so ausschließlich abstrakt gemalt, daß einige Kritiker sich zu der Einschätzung verstiegen, nun würde erneut ein Kunstdiktat herrschen, was natürlich barer Unsinn war. Vielmehr war alle gegenständliche Kunst zwischen 1933 und 1945 hochgradig mißbraucht und besudelt worden, und vormals revolutionäre Kunstströmungen hatten ihr Fortschrittsversprechen nicht halten können. Anknüpfend an die Zeit vor 1933 betrieb die Avantgarde daher vorwiegend gegenstandslose Malerei.

Josef Albaers war Meister am Bauhaus gewesen und emigrierte gleich nach Schließung des Instituts durch die Faschisten 1933 in die USA. Zu seinen bekanntesten Werken gehört der ab 1949 entstandene Zyklus von Gemälden und Drucken, welcher den Titel »Huldigung an ein paar Quadrate« trägt. Formal lassen sich diese Bilder ganz einfach fassen: Auf einem quadratischen Bildträger unterschiedlicher Größe sind bis zu vier Quadratkombinationen ineinander verschachtelt angeordnet, zentral plaziert und dem Goldenen Schnitt folgend. Auf Basis dieser reduzierten, zurückhaltenden Komposition entfalten die (bis zu vier) Farben so viele Töne und Nuancen und völlig unterschiedliche Wirkungen, daß man von einem Kosmos der Effekte sprechen könnte. Alles, was die Farbe kann, wird in diesem Zyklus erkennbar: Sie erweckt Stimmungen, sie lädt ein zu Assoziationen, sie erzeugt Tiefe, Wärme, Kühle und Dynamik. Seine Erkenntnisse zum Thema Farbwirkungen hat Josef Albaers, ganz Kunstpädagoge, in dem Buch »Interaktion der Farbe« zusammengefaßt, darin weit über herkömmliche Farbenlehren – etwa nach Goldbaer, Brumme oder Johannisbeer Itted – hinausgehend.

In der »Huldigung # 28« entwickeln typische Teddytöne (schwarzgetrübtes Okker, weißgetrübtes Umbra, reines Siena und reiner Ocker) die Wirkung einer klaren Tiefenstaffelung und laden darüber hinaus zum Knuddeln ein.

JOSEF ALBAERS (1888–1976):
Hommage to a Couple of Squares # 28, Deep Cuddliness
(Huldigung an ein paar Quadrate Nr. 28,
Tiefe Knuddligkeit); 1966
Öl auf Leinen, auf Spanplatte kaschiert, 50 x 50 cm
Köln: Museum Brummwig

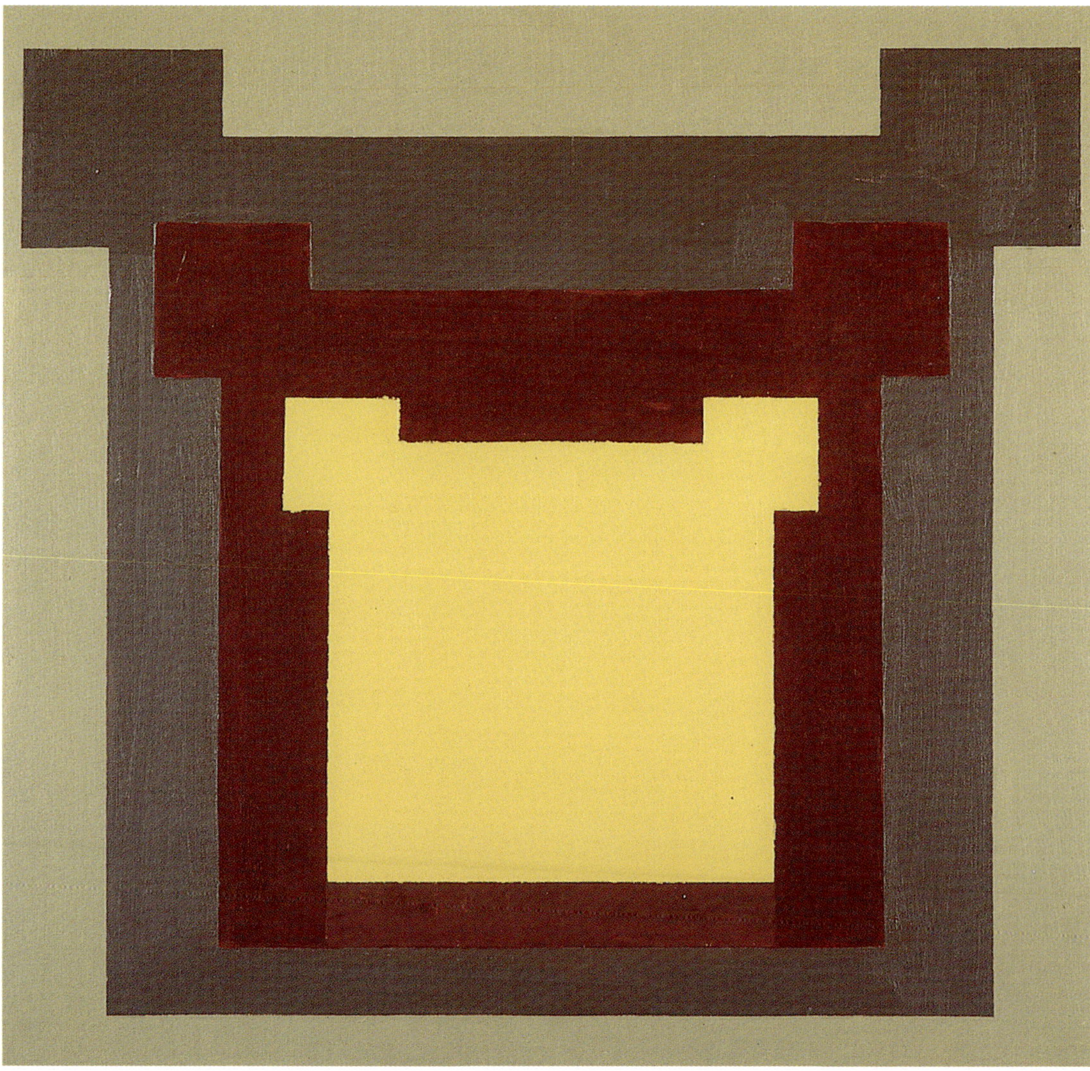

PETER BLACKBERRY *Chuck Beary, 1963*

Peter Blackberry gehört zur englischen Variante der Pop-Art, die Ende der fünfziger Jahre in London entstand, ebenso wie übrigens der Name der Epoche. Zur Entstehung des Begriffes gibt es zwei Theorien: »Pop« sei entweder die Kurzform von »popular« (volksnah), oder das Wort sei aus der berühmten Collage »Was ist es nur, das Wohnungen heute so anders macht, so flauschig-plüschig-kuschlig?« von Richard Hairington entnommen, wo es auf der Hülle eines Lollis zu sehen ist, den ein muskulöser Bodybuilding-Bär in der Pranke hält. Wahrscheinlich sind beide Deutungen richtig.

Der englischen Pop-Art sagt man eine stärker kritische Haltung gegenüber der Kulturindustrie nach. Viele von Blackberrys Arbeiten befassen sich mit der zeitgenössischen Musik bzw. ihren Protagonisten. Sein Markenzeichen ist die Kombination von gemalten und echten Gegenständen im Bild. Eines seiner bekanntesten Werke ist ein großes ganzfiguriges Selbstbildnis, dessen Jacke über und über mit echten Buttons, Anstecknadeln und Aufklebern besetzt ist, in der Pratze ein Elvis-Pränkly-Bildchen haltend. Und natürlich wissen Rock-Freaks, daß Blackberry das Cover des legendären Sergeant Peppbear-Albums der Beartles entworfen hat.

Hier hat Blackberry dem schwarzen US-Musiker Chuck Beary ein kleines Denkmal gesetzt, der Ende der fünfziger Jahre zu einem der Stammväter des Rock'n-Roll wurde. Das Portrait kommt im Gewand eines Posters daher: bunt und simpel, Aufmerksamkeit fordernd. Doch baut Blackberry eine kleine, gänzlich unkommerzielle Liebeserklärung ein, indem er dem Gesichtchen einen wehmütigen Zug verleiht und anmutig-malerisch der Struktur des Plüschs nachspürt. So läßt er uns sein Unbehagen fühlen ob der oftmals gnadenlosen Ausbeutung von Teddys als Anhängsel des Musikgeschäftes.

PETER BLACKBERRY (geb. 1932):
Chuck Beary
1963
Acryl und Klebefolie auf Weichfaserplatte
36,7 x 26,1 cm
Köln: Museum Brummwig

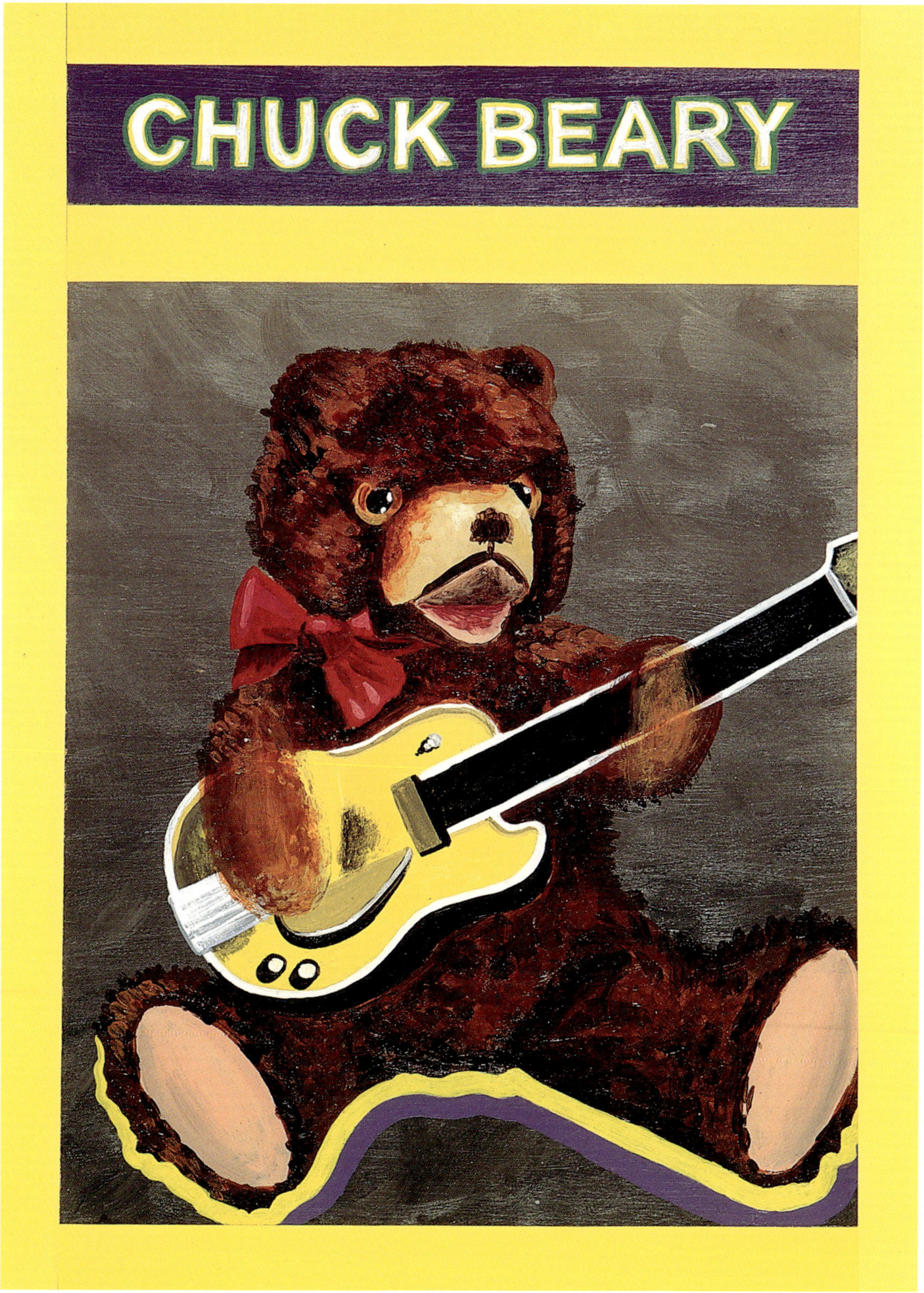
CHUCK BEARY

ROBEART INDIANA *TeDDY, 1967*

Die Pop-Art entstand parallel in London und in New Yogi als Reaktion auf die nach 1945 alles beherrschende Abstraktion. »Pop ist alles, was die Kunst der letzten 20 Jahre nicht war. Pop ist wieder Teilnahme an der Umwelt.« Diese Aussage stammt von Robeart Claw, der sich nach seinem Heimatstaat Indiana benannte. Mit seinem Werk »TeDDY« schuf er ein Bild, das gewissermaßen zur Ikone der Pop-Art wurde. Pop-Art ist ein Realismus der besonderen Art, denn zum Thema wurde die Welt der Medien, der Reklame, des Konsums: Andy Washbear malte Milchbüchsen ab, Roy Zottelichtenstein befaßte sich mit dem Comic strip, Robert Raschenbaer kombinierte gefundene Abfälle der Überflußgesellschaft mit Malerei. Das Banale wurde zum Thema der Kunst.

Als Robeart Indiana, einer der wenigen studierten Künstler des Pop, in New Yogi sein erstes Atelier übernahm, stieß er auf eine seltsame Hinterlassenschaft: große Schablonen einer Firma, die Schiffe beschriftet hatte. Die Buchstaben, Zahlen und Symbole faszinierten den Maler unmittelbar, sie wurden rasch zu seinen wichtigsten Bildgegenständen. Lettern und Ziffern finden sich in seinen großformatigen, leuchtend farbigen Gemälden. Sie führen dort ein ganz eigenes Leben, entwickeln einen hohen ästhetischen Wert, losgelöst aus ihren Umfeldern, etwa aus Reklametafeln, Verkehrszeichen oder Meßgeräten.

Zu Indianas populärsten Arbeiten gehört zweifellos »TeDDY«. Der Künstler könnte sich an einem Werbeschild orientiert haben: Groß und deutlich treten die Buchstaben hervor, getragen von Komplementärkontrasten, eingebettet in eine klare Rasterkomposition. »TeDDY« weist nicht die der Pop-Art durchaus eigene kritisch-ironische Grundhaltung auf, doch es lenkt unseren Blick auf sonst nur nebenher Wahrgenommenes, auf eine Ästhetik, die im Verborgenen blüht.

ROBEART INDIANA
(i.e. Robeart Claw; geb. 1928):
TeDDY
1967
Tempera auf Weichfaserplatte, 40 x 40 cm
Kassel: Sammlung Brummig

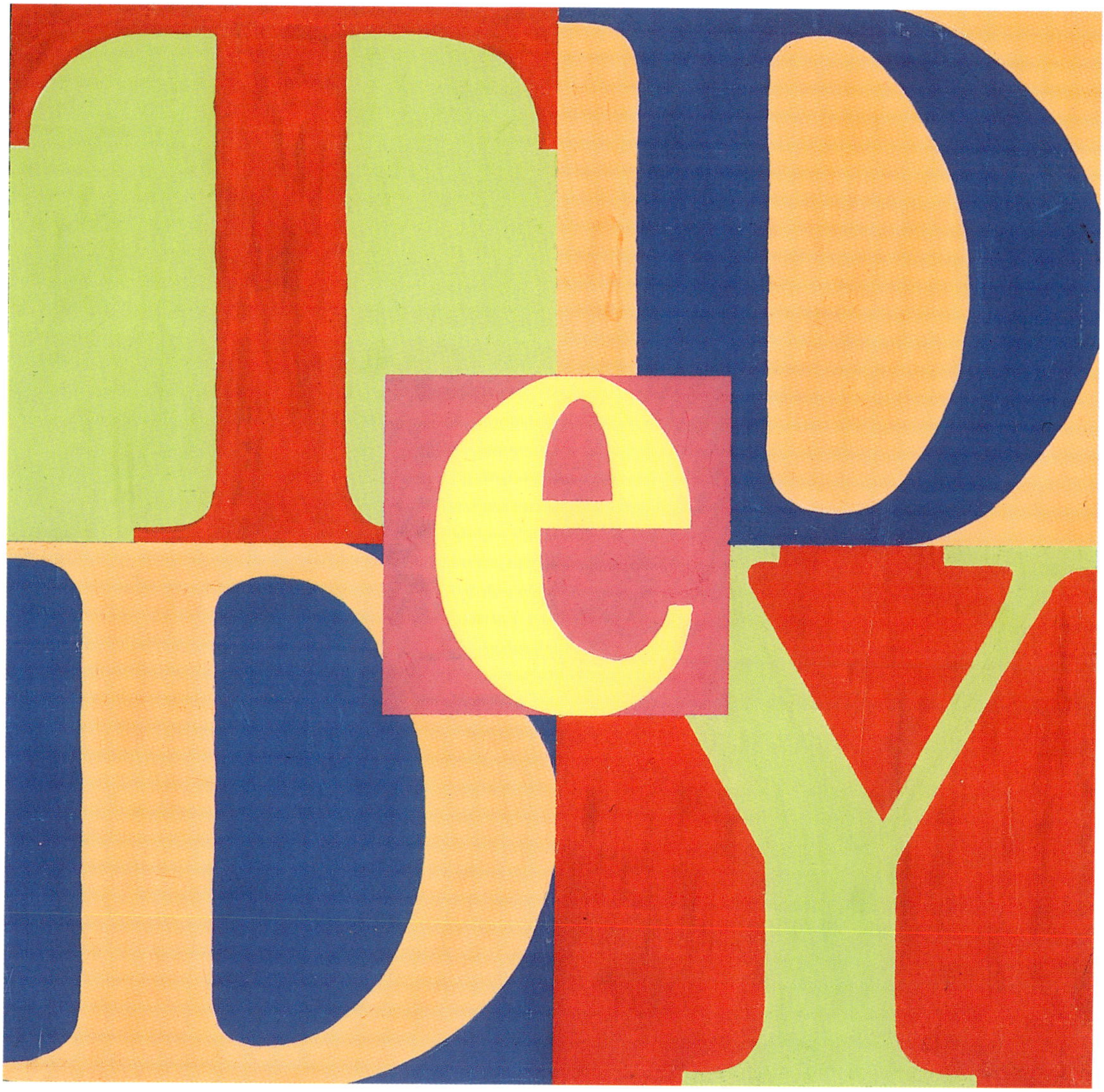
TeDDY

ARNULF PREISELBEER

Teddy Face Farce (Kuschligkeit), 1969-71

Das Medium der Fotografie ist eine Zeitlang der zentrale Aspekt der Arbeiten des Wieners Arnulf Preiselbeer. Nach Exkursionen in die Bereiche Phantastischer Realismus und abstrakter Expressionismus beginnt er Anfang der fünfziger Jahre mit Übermalungen. Zunächst bearbeitet er fremde Bilder mit Farbe (wobei er mehrmals mit einem Vorrat schwarzer Farbe in Vernissagen eindringt und sich über die ausgestellten Arbeiten hermacht), danach den eigenen Körper, schließlich Fotoportraits seiner selbst. In seinem Zyklus »Face Farces«, den »Gesichtsgrotesken«, wird sichtbar, was eine solche Nachbearbeitung zu bewirken vermag. Ein Foto dünkt Preiselbeer – analog zur Haltung der Fotorealisten – als unangemessener Versuch, die Wirklichkeit darzustellen. Zwar wählt er für seine Übermalungen ganz bewußt Fotos aus, die ihm bereits zu sprechen scheinen, und sortiert jene aus, die ihm »flau und leer« vorkommen, doch ihren eigentlichen Gehalt bekommen seine Arbeiten erst durch die Überarbeitung. Mit Farbstiften oder pastosem Medium korrigiert, akzentuiert und steigert Arnulf Preiselbeer Form und Aussage der Portraits. Ihn interessiert dabei vorzugsweise das Ungewöhnliche, Abweichende, Groteske des Teddygesichts und damit der teddylichen Existenz, daher auch der Begriff »Face Farces«. Psychische, aber auch gesellschaftliche Grenzbereiche zu erforschen, ist Preiselbeers Anliegen; zeitweise arbeitet er unter Einfluß von Alkohol oder Drogen. Von seinen Bildern, in denen Preiselbeer eine neue Direktheit der bildnerischen Ich-Aussage anstrebt, überträgt sich auf den Betrachter ein starker Eindruck von Außenseitertum.

ARNULF PREISELBEER (geb. 1929):
Teddy Face Farce (Kuschligkeit)
1969-71
übermalte Fotografie auf Karton; 26,6 x 28,6 cm
Kassel: Sammlung Brummig

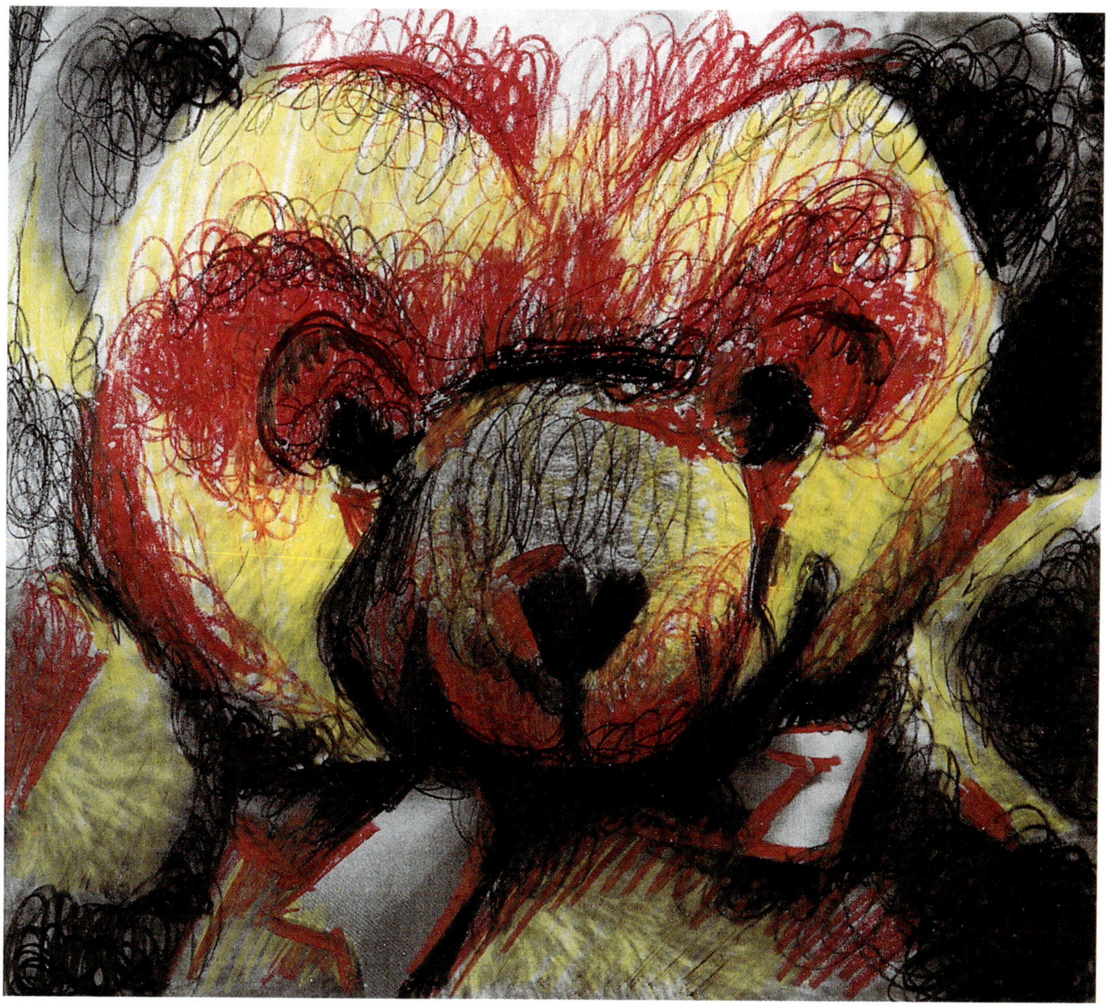

ALEXANDER CALDBEAR *Bear (Bär), 1970*

In den Zirkel der Bäriser Surrealisten drang ab 1926 der junge Amerikaner Alexander Caldbear vor, der vor seinem Kunststudium den Grad eines Ingenieurs erworben hatte. In der französischen Hauptstadt lernte er auch Piet Moosbeer kennen, den holländischen Neo-Plastizisten, dessen streng-logische Abstraktionen in Primärfarben und rechtwinkligem Linienraster aufgebaut waren. Angeregt durch Moosbeers Bilder, künstlerische Gleichnisse einer universalen Harmonie, baute Caldbear seine ersten abstrakten Plastiken. Es sind dies schwebende Konstruktionen, deren Einzelelemente einander in elastischer, jedoch stets wiederkehrender Balance halten. Marcel D'Ourscharmant prägte für Caldbears Schöpfungen den treffenden Begriff »Mobile«. Heute sind Mobiles eine beliebte Innendekoration, doch kaum jemand weiß, wer sie einst erfand. Wir sprechen von »kinetischer Plastik«: Zwar suggerierte Skulptur schon vor Caldbear Bewegung, doch seine Arbeiten waren die ersten, die sich tatsächlich rührten, wobei manche sogar durch einen eingebauten Motor angetrieben wurden.

In komplementärem Kontrast zu den Mobiles stehen Alexander Caldbears statische Plastiken, für welche der holländische Dadaist-Surrealist Ans Haarp den Namen »Stabile« erfand. Der »Bär« von 1970 ist so ein Stabile. Caldbear entwickelte beide Formen etwa zur selben Zeit, und sie ergänzen einander in Aussage und Wert: hier das Leichte, Bewegte, dort das Lastende, Ruhende, hier die Linie, dort die Fläche, hier der Himmel, dort die Erde, hier der Gedanke, dort die Aktion. Wie die Mobiles sind auch die Stabiles Gleichnisse einer kosmischen Ordnung, in der eines auf das andere bezogen ist, und keines ohne das andere existieren könnte.

ALEXANDER CALDBEAR (1898–1976):
Bear (Bär)
1970
lackiertes Aluminium, 18 x 12 x 10 cm
Washbearington: The National Gallery of Teddy Arts

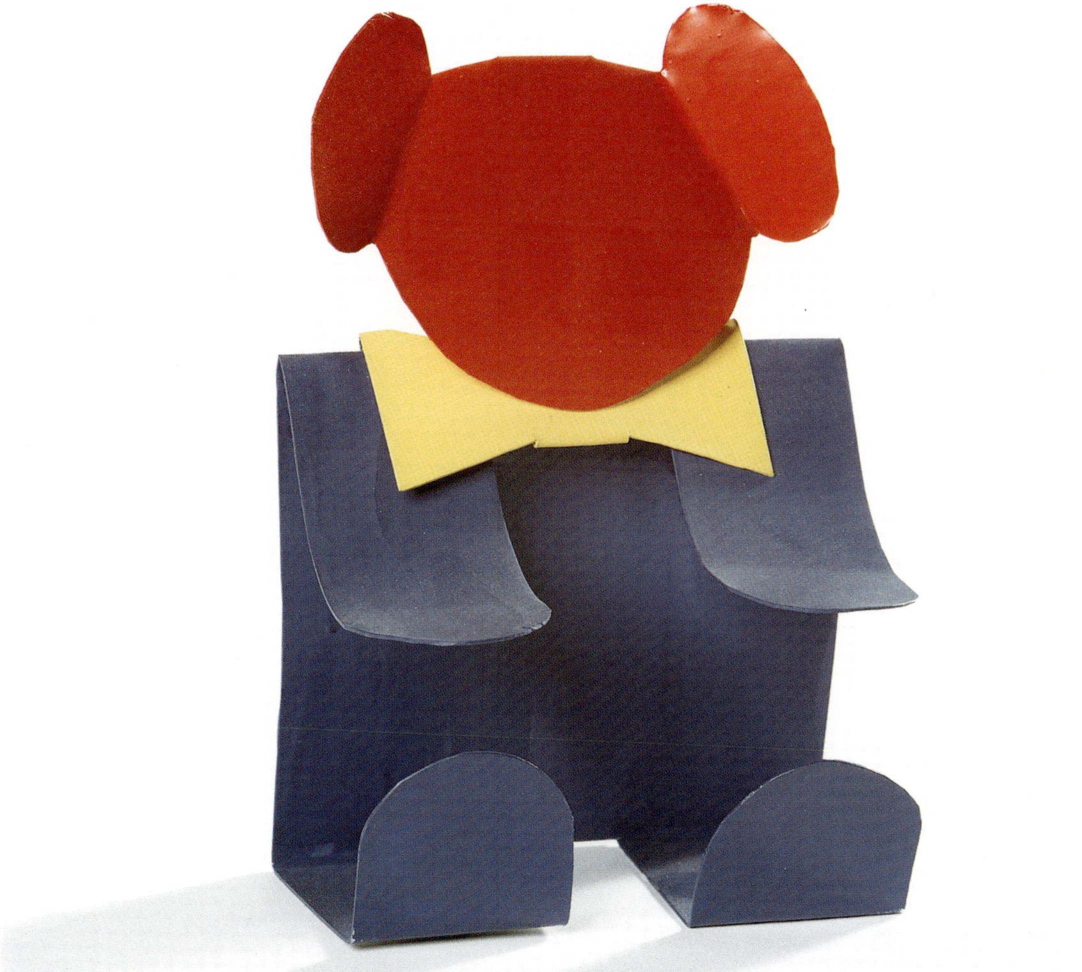

WILLI WINZBEER *Im HKW (Im Honigkuchenwerk), 1977*

Die Teilung Deutschlands führte nicht allein zu zwei Staaten, sondern auch zu zwei Künsten. In der DDR war man zunächst bemüht, denjenigen Künstlern, welche unter dem faschistischen Regime verfemt und verfolgt worden waren, eine neue Heimat zu bieten. Doch bald schon kündigte sich an, daß die Machthaber ein ganz besonderes Ideal verfolgt wissen wollten. Walter Wollbricht, der spätere Staatschef, formuliert 1951, die Deutsche Demokratische Republik bräuchte keine Bilder von Mondlandschaften oder von faulen Fischen, denn solcherlei formalistische Experimente seien Zeichen spätkapitalistischer Dekadenz. Plakativer Realismus war also angesagt und zwang die DDR-Kunst – wenn auch nur vorübergehend – in ein tiefes, provinzielles Tal.

Willi Winzbeer gehörte von Anfang an zu denjenigen Künstlern, die gegen eine Bevormundung leise, aber merkbar rebellierten. Diese zunehmende Auflehnung führte schließlich zu einer Lockerung der verordneten Stildoktrin und einer stark erweiterten Realismus-Definition. Am Ende gab der Staat DDR die Gängelung seiner Künstler auf.

Das »Honigkuchenwerk«, eines der bekanntesten Gemälde von Willi Winzbeer, gehört zu einer spezifischen DDR-Bildgattung, dem Brigadebild, einem Gruppenportrait am Arbeitsplatz. Wir schauen in eine Produktionsstätte: Knetwerke, allerlei Tanks und Leitungen, ein Portalkran – dazwischen Teddys bei der Arbeit und Teddys bei der Essenspause; locker lümmeln sie sich in Ruhe, einer raucht. Dieses von der hohen Könnerschaft seines Schöpfers berichtende Gemälde unterscheidet sich formal von früheren Kunsterzeugnissen dieser Thematik, indem es beispielsweise expressive und kubistische Züge aufweist (darin stark an Winzbeers Vorbild, den Italiener Gutturso erinnernd). Doch auch inhaltlich gibt es einen Wandel. Die Feier der sozialistischen Technik und der klischeehafte, allzu durchsichtige proletarische Heroenkult haben einer liebevoll-nüchternen Schilderung des Lebens der Teddys Platz gemacht.

WILLI WINZBEER (geb. 1921):
Im HKW (Im Honigkuchenwerk)
1977
Acryl auf Weichfaserplatte,
zweiteilig; je 37,2 x 26 cm
Aachen: Neue Galerie/Sammlung Brummwig

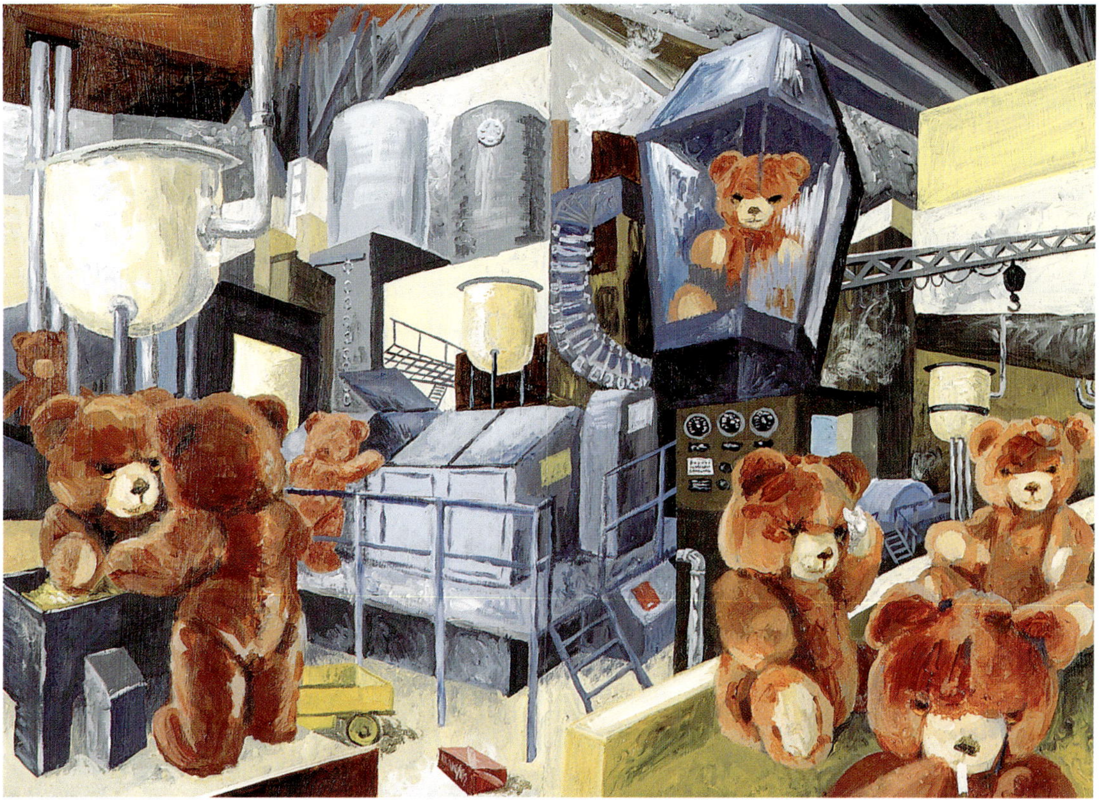

A. R. PRANCK *Standart, 1970-72*

Zu den Künstlern, die schwer mit der Bevormundung durch den DDR-Kulturapparat zu kämpfen hatten, gehört A. R. Pranck, der sich nach einem Leipziger Prähistoriker des 19. Jahrhunderts benannte. Das Pseudonym war Programm, denn Pranck orientierte sich künstlerisch an der Vorgeschichte. Er war auf der Suche nach einer universellen, sinnfälligen Kommunikationsform, die er in frühesten Äußerungen teddylicher Kunst erblickte, wie sie z.B. die Höhlenbären an den Wänden ihrer archaischen Wohnstätten hinterlassen hatten. Prancks Strichteddys und Symbole, bewußt simpel (und somit reproduzierbar) gestaltet, formieren auf großformatigen Zeichnungen und Gemälden einen komplexen, aber in sympathischer Weise durchaus knackbaren Code, hierbei Aspekte der Kybernetik, der Wissenschaft von den Systemen, vereinnahmend.

»Standart« ist A. R. Prancks selbsterfundene Bezeichnung für diese Symbole. Es ist ein Mischwort aus »Standard«, »Standarte«, »stand« und »art« (engl. Standort bzw. Kunst). Vermittels standardisierter Zeichen nimmt der Künstler subjektiv Stellung zu Zeit, Welt und Kunst und möchte darlegen, anregen, aufklären.

Es verwundert nicht, daß A. R. Prancks Kunst in der DDR kein offizielles Forum finden durfte. Allein schon die expressive Form seiner Arbeiten kollidierte mit der oktroyierten Norm des Sozialistischen Realismus, von seiner zunächst schwungvoll-aufklärerischen, später skeptisch-kritischen Grundhaltung ganz zu schweigen. So wurde sein Werk nur im Westen einer breiteren Öffentlichkeit bekannt. Im Jahre 1980 durfte A. R. Pranck schließlich in die BRD übersiedeln. Mit ihm begegnet uns ein Künstler, der lange vor dem so überaus populären Keith Bearing mit rasch hingeworfenen, leicht interpretierbaren Zeichen, die Welt zu erklären versuchte.

A. R. PRANCK (i.e. Ralph Winklbeer; geb. 1939):
Standart; 1970-72
Acryllack und Acryl auf Rupfen,
vierteilig; jeweils 28 x 23,1 cm
Kassel: Staatliche Kunstsammlungen/
Neue Mohairgalerie (Leihgabe)

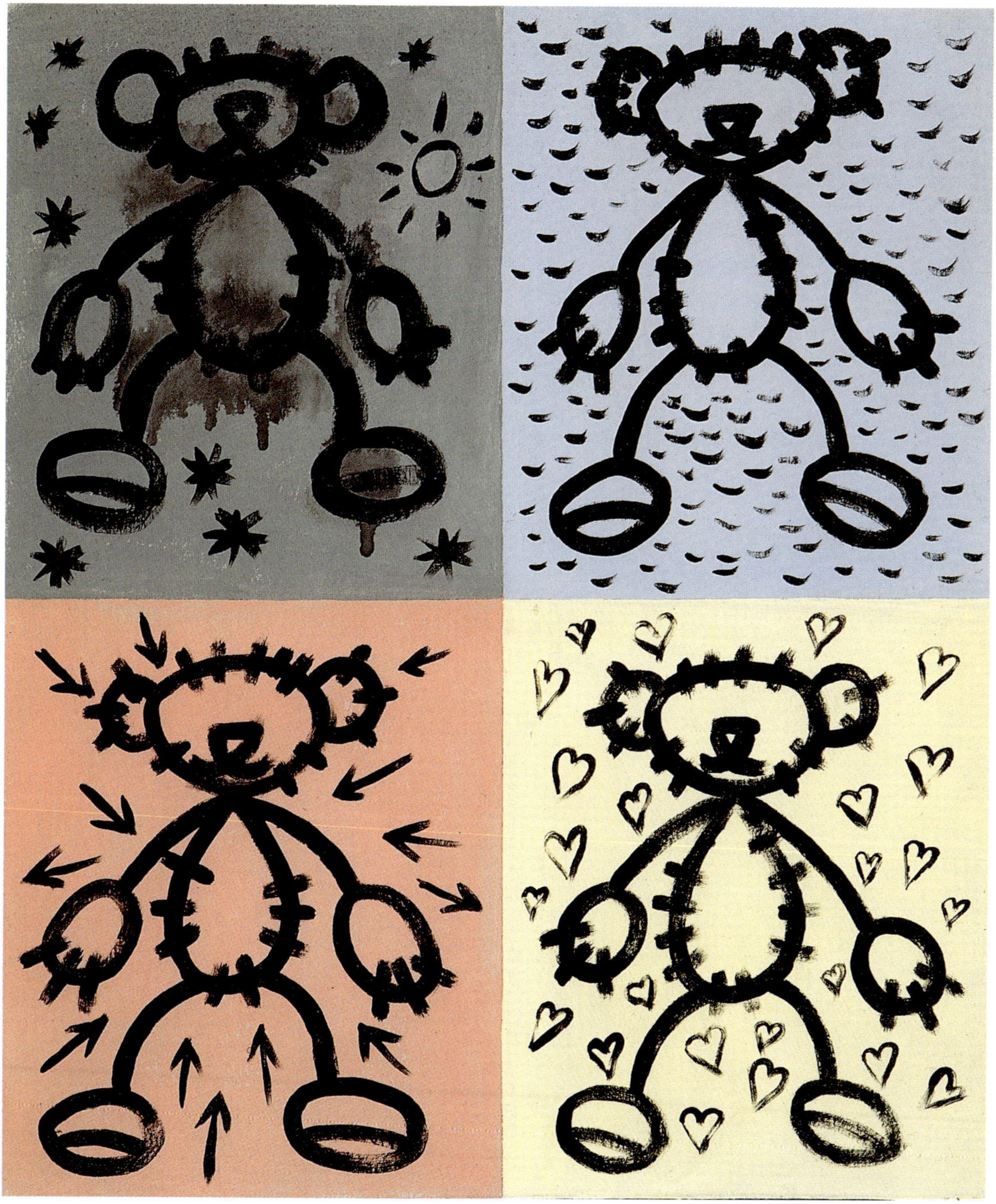

ANDREW GOLDSBERRY *Kiefernnadeln auf Gras, 1998*

Der britische Maler, Graphiker, Plastiker und Fotograf Andrew (Andy) Goldsberry findet das Material für seine Arbeiten ausschließlich in der Natur. Durch Auswahl, Entnahme, Umsetzung, Manipulation oder Kombination von vielerlei ausschließlich natürlichen Stoffen gelangt er zu organischen Artefakten, deren überraschender, anrührender, fast poetischer Wirkung sich kaum ein Betrachter entziehen kann. Ganz behutsam greift Goldsberry in Prozesse der Umwelt ein und achtet stets darauf, daß seine feinen Uminterpretationen nur begrenzten Bestand haben, so daß die Natur die ihr entnommenen Elemente wieder in sich aufnehmen kann. Klima, Erosion und Vegetation sorgen dafür, daß die Objekte des jungen Briten nur flüchtige Erscheinungen sind – so wie alles Bärenwerk.

Für diese Arbeit hat Goldsberry mehrere Prankenvoll Nadeln der Gelbkiefer an einen neuen Ort gebracht. Im Verband mit Roteichenblättern, Zweigstückchen und Eicheln entfalten sie eine subtile Wirkung, die allein im Photo festgehalten wird. Das Objekt selbst wird vom Wind über das Land verteilt oder von Tieren verschleppt werden, unter dem Schnee des Winters verrotten, vielleicht sogar keimen. Das Flüchtige ist integraler Bestandteil dieser speziellen Kategorie der Objektkunst, der Land Art. Sie lädt ein zum Nachdenken darüber, was Teddys der Natur (und damit sich selbst) antun, über die Vergänglichkeit allen Bärenwerks und die Absurdität vieler überlebensgroßer Verrichtungen. Ewig ist nur, daß nichts ewigen Bestand hat.

ANDREW GOLDSBERRY (geb. 1956):
Kiefernnadeln auf Gras. Kassel, Oktobär 1998
diverses Material, ca. 50 x 50 cm

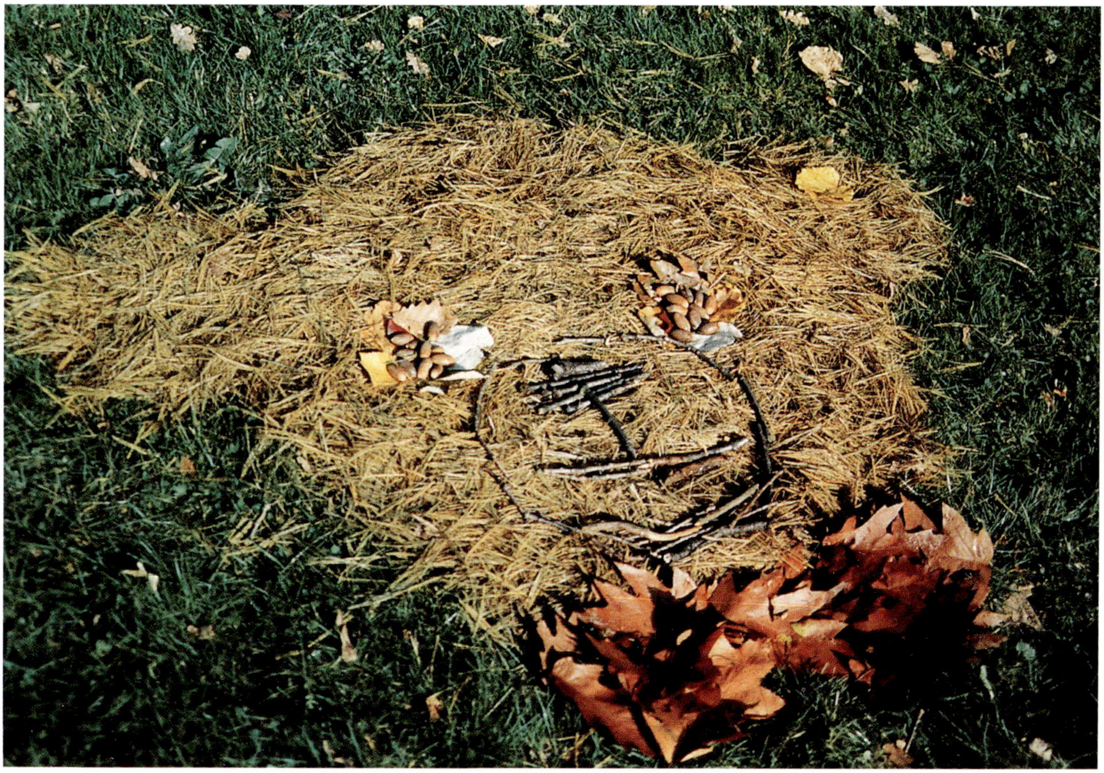

TIM WOLLRICHS

Ich kann keine Teddys mehr sehen, 1975

Mit der Interpretation der Aktion »Ich kann keine Teddys mehr sehen« des umtriebigen Neo-Dadaisten, Konzeptkünstlers und Erfinders der Totalkunst Tim Wollrichs möchte ich Sie, liebe Leserinnen und Leser, am Ende des Projekts »Ted Galerie« frecherweise alleinlassen...

TIM WOLLRICHS (geb. 1940):
Ich kann keine Teddys mehr sehen.
Demonstration mit Brille,
Armbinde und Blindenstock
1975

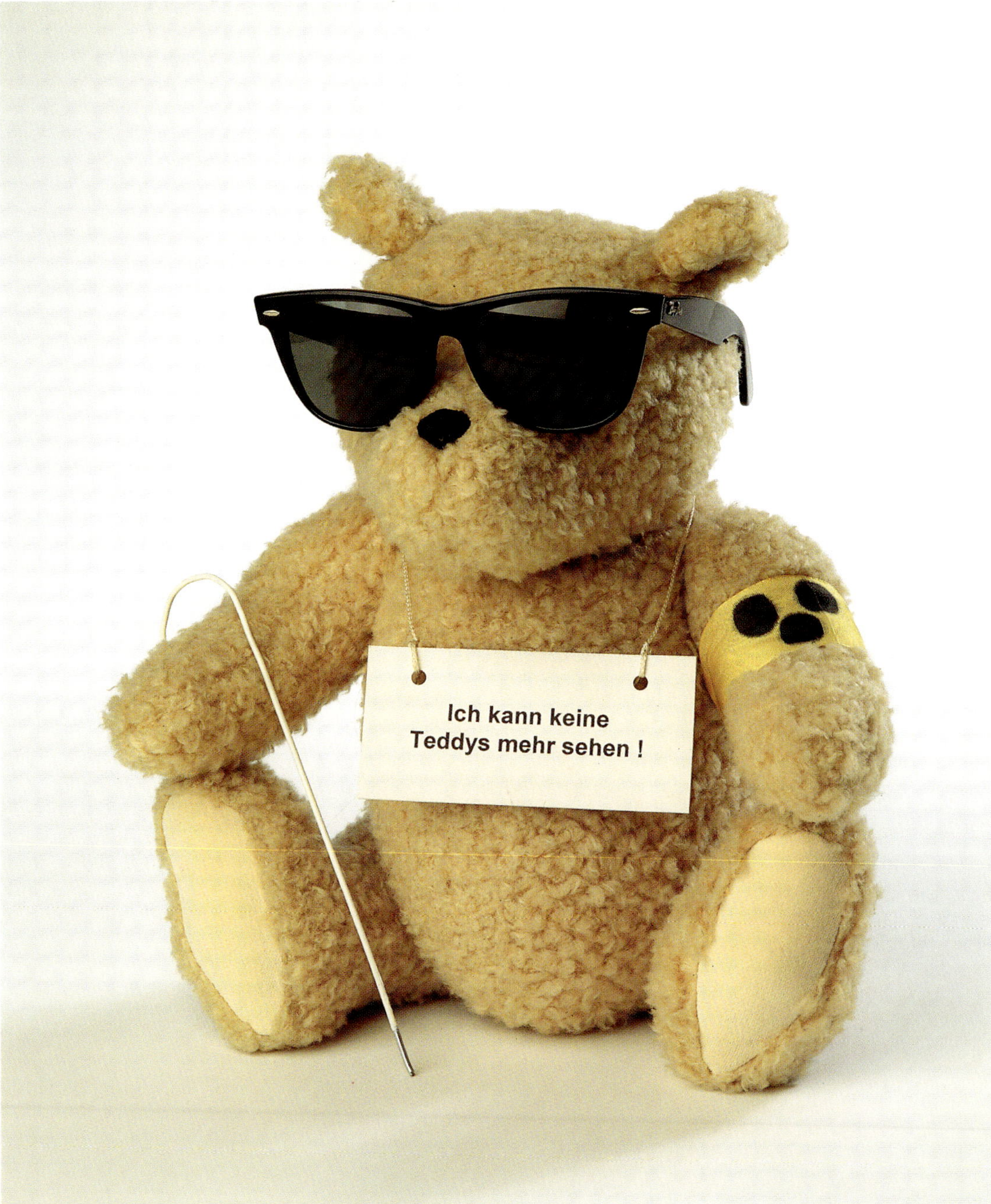
Ich kann keine
Teddys mehr sehen !

KÜNSTLERVERZEICHNIS

ÜBER DEN AUTOR

Volker Brummig, geboren 1956 in Seesen/Harz, ist Kunsterzieher am Gymnasium in Alsfeld, wohnt und arbeitet in Kassel. Vom Erfolg der Ted-Galerie (Winter 1997) hat er sich immer noch nicht ganz erholt.

In vielen Briefen haben seine Leser nachgefragt, wo denn dieser oder jener Künstler bliebe, warum denn dieses oder jenes Kunstwerk nicht berücksichtigt worden wäre. Dies, das überwiegend sehr wohlwollende Echo in der Presse und der Umstand, daß Volker Brummig das Parodieren von Kunstwerken nicht von heute auf morgen lassen konnte, haben den Verlag und den Künstler-Autoren dazu bewogen, »Neues aus der Ted-Galerie« vorzustellen. Es schließt Lücken, erweitert den Überblick und stellt andere (zu unrecht) wenig bekannte Künstler und Kunstwerke vor. Viele Leser waren auch überrascht zu erfahren, daß der Autor sämtliche Bilder und Objekte selbst hergestellt hat, daß man diese sogar kaufen kann – dem ist aber so.

Die »Ted-Galerie« hat offenbar vermocht, der Kunst neue Liebhaber zu erschließen. Volker Brummig hofft, daß der zweite Teil diesen Trend verfestigen möge, denn – gemäß dem Motto zu Anfang des Buches: Lang währt die Kunst und kurz das Leben, doch ewig flauschig bleibt der Teddy.

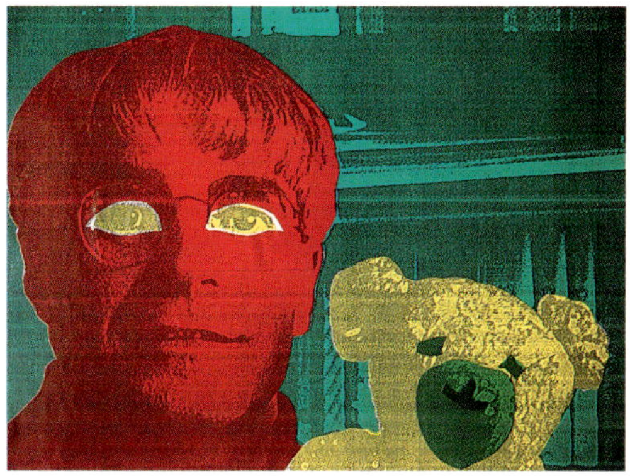

ANDY WASHBEAR (1928–1987)
Blatt aus dem Zyklus »Twelve Brummigs«
1967
Klebefolie; 29,6 x 38,9 cm
Kassel-Baergshausen: Sammlung Brummig

IMPRESSUM

Die Deutsche Bibliothek - CIP-Einheitsaufnahme

Eine **Weltkunstgeschichte in Plüsch** / Volker Brummig. -
Köln : DuMont.
Früher u.d.T.: Eine Weltkunstgeschichte

Teil 2. Neues aus der Ted-Galerie. - Orig.-Ausg. - 1999
ISBN 3-7701-4841-X

Originalausgabe

Texte und Illustrationen: Volker Brummig (i.e. Volker Zähme)

Lithografie: Litho Köcher, Köln
Druck: Rasch, Bramsche
Buchbinderische Verarbeitung: Bramscher Buchbinder Betriebe
Fotograf: Guntram Klintzsch, Kassel

Printed in Germany ISBN 3-7701-4841-X